Ghita Benaguid & Stefanie Schramm

Hypnotherapie

Reihe

Therapeutische Skills kompakt

Band 12

www.junfermann.de

blogweise.junfermann.de

www.facebook.com/junfermann

twitter.com/junfermann

www.youtube.com/user/Junfermann

GHITA BENAGUID & STEFANIE SCHRAMM

HYPNOTHERAPIE

Junfermann Verlag
Paderborn
2016

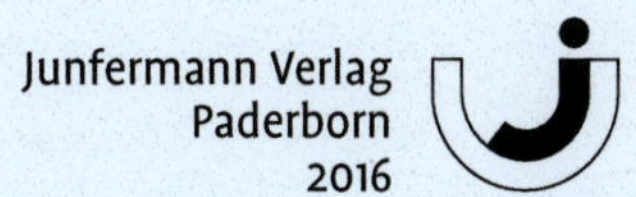

Coverfoto MaReykä, 2013 (www.photocase.com),

Covergestaltung / Reihenentwurf Christian Tschepp

Satz & Layout JUNFERMANN Druck & Service, Paderborn

Bibliografische Information der Deutschen Nationalbibliothek

Die Deutsche Nationalbibliothek verzeichnet diese Publikation in der Deutschen Nationalbibliografie; detaillierte bibliografische Daten sind im Internet über http://dnb.d-nb.de abrufbar.

ISBN 978-3-95571-498-7

Dieses Buch erscheint parallel als E-Book
ISBN: 978-3-95571-540-3 (EPUB), 978-3-95571-542-7 (PDF), 978-3-95571-541-0 (MOBI).

Inhalt

Vorwort

Milton H. Ericksons Hypnose und systemische Therapie sind in den letzten Jahrzehnten zum selbstverständlichen Bestandteil der Psychotherapie geworden. Die subtile Art, auf den Patienten einzugehen, und die individualisierte Methodik der Hypnose Ericksons haben in mehr oder weniger verflachter Form in verschiedenen traditionellen Therapieformen Eingang gefunden. Ein wesentliches Merkmal dieser Methode ist, dass dem Klienten nicht ein Programm angeboten wird, das seine Probleme bewältigen soll, sondern er das Ziel unter Einbeziehung impliziten Wissens selbst findet. Das erfordert vom Therapeuten besondere Fähigkeiten, den Klienten auf seiner inneren Suche nach dem richtigen Weg zu begleiten.

Ein Teil dieser Kunstfertigkeit besteht darin, es dem Klienten zu erleichtern, seine Blockaden zu überwinden und die nötige Offenheit zuzulassen. Hypnotische Trance ist dafür der Königsweg, da es sich um einen veränderten Bewusstseinszustand handelt, der eine erhöhte Durchlässigkeit zu Erinnerungen, Vorstellungen, körperlichen Prozessen und den Suggestionen des Therapeuten mit sich bringt. Um diesen Zustand einzuleiten und zu nutzen, haben Hypnotherapeuten ein vielfältiges Repertoire an Techniken entwickelt, die geeignet sind, die Möglichkeiten des Klienten zu aktivieren und das Vorgehen an sein Weltbild und seine sozialen Muster anzupassen.

Allerdings ist die komplexe Struktur der Kommunikation, mit der Erickson arbeitete, nicht leicht zu systematisieren. Das trifft insbesondere auf die indirekte Art der Verständigung – etwa die Formen der Beiläufigkeit –, die Verwendung von Metaphern – z. B. Geschichten und Symbole – und strategische Aspekte – etwa die Utilisation der Kommunikationsmuster des Klienten – zu. Daher lässt sich die Erickson'sche Therapie am besten am Modell und in praktischer Einübung erlernen. Dennoch ist es hilfreich, eine Zusammenstellung der wichtigsten Prinzipien zu haben, um den Überblick über die Lerninhalte zu behalten.

Ghita Benaguid und Stefanie Schramm ist mit diesem kurz gefassten Abriss der Hypnotherapie eine leicht lesbare Einführung in die Erickson'schen Vorgehensweise und deren theoretischen Hintergrund gelungen. Durch viele methodische Anleitungen und Beispielvignetten ist das Buch eine hilfreiche Begleitung für den Lernprozess und ein Kompendium für die praktische Arbeit.

Prof. Dr. Dirk Revenstorf, Universität Tübingen

Einleitung

Wir, Ghita Benaguid und Stefanie Schramm, sind schon zur Zeit unseres Psychologiestudiums mit der Hypnotherapie in Kontakt gekommen und waren sofort überzeugt, die passende Therapierichtung gefunden zu haben. Die große Begeisterung für die lösungs- und ressourcenorientierten Konzepte von Milton H. Erickson prägte unseren gesamten weiteren beruflichen und therapeutischen, aber auch unseren privaten Werdegang.

Jede von uns entwickelte in der Folgezeit eigene therapeutische Schwerpunkte und Coachingansätze, doch sie alle integrieren hypnotherapeutische Konzepte. Die Hypnotherapie und die dazugehörige Haltung, vor verhaltenstherapeutischem Hintergrund, bereichern täglich unsere Arbeit, sie machen sie immer wieder aufs Neue spannend, leichtfüßig und berührend.

In den ersten Jahren als Ausbilderinnen für Klinische Hypnose in der Milton Erickson Gesellschaft (M.E.G.) leiteten wir gemeinsam Seminare an. Oft wünschten wir uns, für diese Arbeit auf einen „Leitfaden" zurückgreifen zu können, der durch die Grundausbildung in Klinischer Hypnose führt und die komplexen Inhalte der Hypnotherapie prägnant zusammenfasst. Auch von unseren Seminarteilnehmern wurden und werden wir oft gefragt, wo man die Inhalte, die wir in unseren Seminaren vermitteln, kompakt nachlesen kann. Natürlich gibt es eine Vielzahl von Publikationen zu diesem Themengebiet, teils sehr ausführliche, teils eher kurze Praxisanleitungen. Was wir mit diesem Buch vorlegen, ist eine kompakte Zusammenstellung sowohl der theoretischen Grundlagen als auch der praktischen Anwendungsmöglichkeiten der Hypnotherapie. Dadurch wird der Lern- und Praxistransfer erleichtert. Mit unserem Buch haben wir uns und unseren Teilnehmern den Wunsch erfüllt, einen praxisorientierten Überblick über die Klinische Hypnose und Hypnotherapie zu schaffen, der sich nach den Inhalten richtet, die im Rahmen einer hypnotherapeutischen Fortbildung vermittelt werden.

Ausgehend von der Geschichte der Hypnose über den Lebensweg Milton H. Ericksons und dessen Bedeutung für die Entwicklung der modernen Hypnotherapie werden im nächsten Schritt die grundlegenden Begriffe und Konzepte der Hypnotherapie erläutert. Die Anwendungsgebiete der Hypnose und Hypnotherapie runden das Theoriekapitel ab.

Im anschließenden Praxisteil des Buchs werden Sie in die Konstruktion und praktische Anwendung von Trancesprache eingeführt. Es folgt ein beispielhafter und kommentierter Dialog zwischen Therapeut und Klient zu Beginn einer Hypnotherapie, der typische Klientenfragen beantwortet und so den Leser einführt in die praktische Anwendung. Im weiteren Verlauf des Praxiskapitels werden kleinschrittige Beispiele für die therapeutische Anwendung der Hypnose gegeben, versehen mit Praxisbeispielen.

Wir wünschen unseren Lesern, dass sie mit Spaß in die Hypnotherapie einsteigen, dass unser Buch bei ihnen die Neugier weckt, sich weiter mit dem Thema zu beschäftigen, sich im besten Fall auch selbst in den verschiedenen hypnotherapeutischen Techniken auszuprobieren.

Noch ein Wort an unsere Leserinnen: Wir sind selber Frauen und wissen um die Sensibilität des Themas Gleichstellung auch in schriftlichen Werken. Allein der besseren Lesbarkeit halber wählen wir in unserem Buch dennoch die männliche Form – liebe Frauen, bitte fühlt euch gleichermaßen angesprochen.

Zudem weisen wir daraufhin, dass wir bestimmte Fachwörter, z. B. „Pacing / to pace“, in der englischen Fassung und nicht ins Deutsche übersetzt verwenden, da sich in Fachkreisen der Gebrauch der „eingedeutschten“ Termini etabliert hat.

Danksagung

Unser herzlicher Dank gilt allen, die unseren hypnotherapeutischen Weg geprägt und begleitet haben, besonders unseren Ausbildern und unseren Seminarteilnehmern für die vielfältigen Formen der Unterstützung, die anregenden Impulse und teils auch kritischen Nachfragen, die dieses Buch haben entstehen lassen.

Einigen Kollegen gebührt unser besonderer Dank, auch wenn wir aus Platzgründen nicht alle namentlich aufführen können, die uns beim Schreiben dieses Buchs unterstützt haben.

Elvira Muffler, die von Beginn an unermüdlich den Schreibprozess mit Fachwissen, Humor und großer Herzlichkeit begleitet hat. Prof. Dr. Dirk Revenstorf, der uns seine Zeit geschenkt hat, um mit Fragen und Anregungen dem Buch ein passendes Format zu verleihen und ein Vorwort zu schreiben. Ebenso wegbereitend waren und sind für uns Paul Janouch, Dr. Burkhard Peter und Bernhard Trenkle.

Großer Dank gilt auch den Freunden und Kollegen, die als „Probeleser“ zum Entstehungsprozess beigetragen haben.

Wir wissen, dass wir unseren Eltern, Familien und Freunden (Ihr wisst, wer gemeint ist!) viel Geduld und starke Nerven abverlangt haben – ihr Lieben, vielen, vielen Dank an euch!

Der aufmerksam und präzise strukturierenden Hand unserer Lektorin, Frau Arnold, verdanken wir, dass unser Hang zu tranceinduzierenden Schachtelsätzen an den passenden Stellen Freilauf hatte und manche Zäsur die Dinge auf den Punkt gebracht hat.

Und natürlich müssen wir uns auch bei uns gegenseitig bedanken – es ist nicht selbstverständlich, dass es gelingt, ein Buch zu schreiben und weiterhin befreundet zu bleiben. Der gemeinsame Prozess war intensiv, oft bereichernd und spannend, manchmal anstrengend, und wir haben es gemeinsam geschafft.

Teil I

Theoretische Grundlagen der Hypnotherapie

1. Die Geschichte der Hypnose

Hypnose ist ein Heilverfahren, das bei körperlichen und seelischen Krankheitssymptomen zur Anwendung kommen kann. Sie gehört zu den ältesten Psychotherapiemethoden und umfasst die Arbeit mit und in gezielt hervorgerufenen sowie spontan auftretenden veränderten Bewusstseinszuständen, die wir heute als Trance bezeichnen.

In der modernen Hypnotherapie geht es vor allem darum, dem Klienten einen Zugang und Kontakt zu den eigenen (intrapersonalen) Ressourcen zu ermöglichen, um das unwillkürliche, autonome und unbewusste Wissen für sich nutzbar zu machen.

Wir geben im Folgenden einen kurzen Einblick in die Geschichte der Hypnose, um ihre Entwicklung bis hin zur heutigen wissenschaftlich fundierten Hypnotherapie zu verdeutlichen. (Eine ausführliche Darstellung erhalten Sie in Revenstorf & Peter, 2015.)

1.1 Die Wirkung transpersonaler Kräfte

Schamanismus

Eines der frühesten Modelle für die Heilung von Erkrankungen bietet der Schamanismus. Er geht von transpersonalen spirituellen Kräften aus, die sowohl die Heilung als auch die Störung, also die Krankheit, verursachen. Diese Kräfte sieht der Schamanismus als außerhalb der Person liegend. Die Kranken erleben ihre (psychosomatischen) Symptome als unwillkürlich auftretend, nicht beeinflussbar und damit außerhalb ihrer eigenen Kontrolle. So ist es naheliegend, Hilfe und Heilung im außen, z. B. die Hilfe von übernatürlichen Kräften oder auch bei einem Medizinmann, zu suchen. Unterschieden wurde zwischen einer sogenannten natürlichen (körperlichen) und einer übernatürlichen (seelischen) Krankheit, um die Behandlung entsprechend anpassen zu können.

Noch heute wird der Schamanismus weltweit von vielen Urvölkern zur Heilung und Problemlösung praktiziert, und selbst im Businessbereich werden Seminare zum „modernen Schamanismus“ angeboten und als Selbsterfahrung genutzt.

Exorzismus

Auch im christlichen Bereich gab man die Schuld an den auftretenden Krankheiten bösen Geistern, die ausgetrieben werden mussten. So wurden Krankheitssymptome im Exorzismus mithilfe von Ritualen zur Teufelsaustreibung behandelt. Im 18. Jahrhundert stellte Pfarrer Johann Joseph Gaßner fest, dass bei seinen Teufelsaustreibungen auch psychosomatische Leiden wie Kopfschmerzen oder psychovegetative Störungen behoben wurden, und führte dies auf die Wirkung himmlischer Mächte zurück (Peter, 2006). Er nahm durch direkte Befehle und heilsame Formeln Kontakt zu den „Teufeln" (Symptomen) auf und befahl diesen wiederholt, zu kommen und zu gehen. Um dann eigenständig Kontakt zu diesen Kräften aufnehmen zu können, lehrte er seine Patienten Selbstkontrolle und somit die Fähigkeit, Symptome selbstständig auftreten und verschwinden zu lassen.

Diese Form der eigenständigen Kontaktaufnahme zu Symptomen findet sich später als wesentlicher Bestandteil im kooperativen Ansatz der modernen Hypnotherapie wieder (vgl. S. 20), in dem die himmlischen Mächte jedoch keine Rolle mehr spielen.

Mesmerismus

Im 18. Jahrhundert entwickelte der Arzt Franz Anton Mesmer (1734–1815) den sogenannten animalischen Magnetismus, auch Mesmerismus genannt. Der Begriff leitet sich vom lateinischen *animal* (dt. Geschöpf, Lebewesen, Tier) ab.

Mesmer verstand sich selbst nur als Vermittler einer transpersonalen physikalischen magnetischen Kraft. Diese ziele auf die Harmonisierung von Körperenergien und Körpersäften ab. Mesmer glaubte an eine universale Lebensenergie, die er als „Fluidum" bezeichnete und die von außen (transpersonal) einwirkte. Er nahm an, dass ein aus dem Gleichgewicht geratenes Fluidum Krankheiten verursache. Zur Heilung und Behandlung benutzte er anfänglich Magnete, die er am Körper des Patienten anbrachte. Später stellte er fest, dass er die Magnete nicht brauchte, da er selber als Transformator für die universelle Lebensenergie fungieren könne.

Beim Magnetisieren oder Mesmerisieren spielten Worte und Suggestionen keine Rolle, stattdessen verschiedene physikalische Techniken und Rituale zur Übertragung des Fluidums. Die Patienten saßen um einen großen, mit

Flüssigkeit gefüllten Zuber und hielten Metallstangen hinein, das andere Ende dieser Stangen hielten sie sich an ihre Stirn. Im Hintergrund wurde Musik gespielt. Der Magnetiseur führte währenddessen z. B. die sogenannten passes aus, Luftstriche vom Kopf bis zu den Extremitäten knapp über der Körperoberfläche. Es fand also keine direkte Berührung statt. Dadurch wurde ein von außen induzierter Trancezustand hervorgerufen, den Mesmer damals als magnetischen Schlaf bezeichnete (ausführlich dazu: Revenstorf & Peter, 2015).

1.2 Die Wirkung interpersonaler Kräfte

James Braid und die Prägung des Hypnosebegriffs

Der aus Schottland stammende, in England praktizierende Arzt James Braid (1795–1860) führte den magnetischen Schlaf nicht mehr länger auf externale Prozesse zurück, sondern sah die internalen Prozesse des Patienten als zentral an.

Braid war es außerdem, der den heute noch gebräuchlichen Begriff der Hypnose prägte. Er ging davon aus, dass eine lange Fixierung der Aufmerksamkeit „auf einen einzigen Gedanken mittels optischer, später auch akustischer Fixation“ (Revenstorf & Peter, 2009, S. 842) zu einer Ermüdung des Nervensystems und im weiteren Verlauf zu einem künstlich hergestellten neurologisch bedingten Schlafzustand führe. Diesen Zustand bezeichnete er 1843 als „Neuro-Hypnologie“ (griech. *neuro* = Nerv; griech. *hypnos* = Schlaf), verkürzt „Neurypnologie“, später dann nur noch Hypnose genannt. Dieser Benennung ist das heute noch häufige Missverständnis geschuldet, bei der Hypnose falle man in einen Schlaf. Selbst Braid glaubte lange Zeit, dass es sich bei Hypnose um einen künstlich hervorgerufenen Schlafzustand handele. Aufgrund seiner Forschungen erkannte er später den Irrtum und wollte den Begriff Hypnose durch die Bezeichnung „Monoideismus“ ersetzen (*monoeides* = einförmig, von einerlei Art). Da der Terminus „Hypnose“ sich jedoch schon weitestgehend etabliert hatte, wurde er beibehalten.

Bereits Braid hatte erkannt, dass es sich bei dem hypnotischen Zustand nicht um einen einzigen, klar umschriebenen Zustand handelte, sondern vielmehr um eine Art Kontinuum: von einer leichten bis zu einer tiefen Trance, in der z. B. medizinische Eingriffe möglich waren. Darüber hinaus entdeckte er eine Technik, mit der der Therapeut mittels direkter sprachlicher Formulierungen beim Hypnotisanden (Person, die hypnotisiert wird) Vorstellungen, Empfindungen und Verhaltensweisen hervorruft und beeinflusst: die Suggestion.

Suggestionen und Suggestibilität

Suggestionen sind seit Einführung des Begriffs durch James Braid definiert als vom Hypnotiseur verwendete sprachliche Formulierungen, die darauf abzielen, beim Hypnotisanden eine Vorstellung, eine (körperliche) Empfindung oder ein Verhalten zu bewirken bzw. diese zu verändern. Der Begriff ist abgeleitet vom lateinischen *suggerere* – „zuführen, unterschieben" bzw. *suggestio, -onis* – „Hinzufügung, Eingebung oder Einflüsterung". Angesichts dieser Wortbedeutung („jemandem etwas unterschieben") ist es nachvollziehbar, dass Suggestion schnell mit Manipulation assoziiert wird.

Zudem wurde der Begriff Suggestibilität in der Geschichte der Hypnose mit unterschiedlicher Bedeutung verwendet und häufig mit Hypnotisierbarkeit gleichgesetzt. Heute wird eher von Hypnotisierbarkeit statt von Suggestibilität gesprochen (vgl. Christensen, 2005).

> Grundsätzlich beschreibt Suggestibilität die Bereitschaft einer Person, (von außen gegebenen) Aussagen / Anweisungen (Suggestionen) zu folgen. Suggestibilität ist Ausdruck eines Zusammenspiels internaler (Personen-) und externaler (Situations-, Kontext-) Faktoren. Zum einen handelt es sich um ein Trait-Merkmal, also eine überdauernde, stabile Persönlichkeitseigenschaft, zum anderen um ein zustands- und situationsabhängiges State-Merkmal, also eine Bereitschaft, in bestimmten Situationen gegebenen Suggestionen zu folgen. Trancezustände erhöhen die Suggestibilität.

Suggestionstheorie oder autoritärer Ansatz

Zur Wende vom 19. zum 20. Jahrhundert wurde die heute akzeptierte Definition von Hypnose als verändertem Bewusstseinszustand, in dem die Empfänglichkeit für Suggestionen erhöht ist, vor allem durch den frühen Hippolyte Bernheim und seiner sogenannten 1. Schule von Nancy vertreten. Bernheim ging davon aus, dass spezielle Hypnoserituale gar nicht notwendig seien. Heilung geschehe allein mittels direkter und unmittelbarer Suggestionen. Mit seiner Vorstellung widersprach er der zeitgleich operierenden Schule der Salpêtrière, deren bekanntestes Mitglied wohl Jean-

Martin Charcot (1825–1893) war. Für Anhänger der Salpêtrière-Schule war Hypnose ein pathologischer Zustand.

Dem sogenannten autoritären Ansatz, bei dem der Behandler als maßgebliche Wirkkraft für die Heilung angesehen wurde, wird neben Bernheim auch Ambroise A. Liébeault (1823–1904) zugerechnet. Sie waren der Meinung, dass machtvolle Suggestionen tief im Unbewussten wirken und die Hypnotisierbarkeit einer Person v. a. durch das Machtgefälle zwischen Arzt und Patient erklärt werden könne. Man versuchte, rein symptomorientiert, Heilung durch direkte, auf das Symptom gerichtete Suggestionen, posthypnotische Aufträge (Suggestionen, die ihre Wirkung erst nach Ende der Trance entfalten sollen) und darauffolgende Amnesieverschreibung zu erreichen. Dieses Vorgehen führte aber nur bei einem kleinen Teil der Patienten tatsächlich zu nachhaltigen Erfolgen.

Auch Freud (1856–1939) behandelte seine Patienten anfänglich mit Hypnose, fand diese Methode aber nicht verlässlich genug und wandte sich schließlich gänzlich davon ab (ausführlich dargestellt in Revenstorf & Peter, 2015, Kap. 6).

Standardisierter Ansatz

In den 1930er-Jahren postulierten Experimentalpsychologen wie Hull und Hilgard Suggestibilität als normalverteiltes Persönlichkeitsmerkmal. Da sie mittels standardisierter Suggestionen beabsichtigten, Verhalten direkt zu verändern, wird dieser Ansatz „standardisierter Ansatz“ genannt.

Daraus folgend wurden verschiedene standardisierte Tests zur Erfassung der Suggestibilität einer Person entwickelt, wie z. B. die *Stanford Hypnotic Susceptibility Scale, Form C* (SHSS: C; Weitzenhoffer & Hilgard, 1962) und die *Harvard Group Scale of Hypnotic Susceptibility, Form A* (HGSHS: A; Shor & Orne, 1962).

Diese Skalen bestehen v. a. aus Suggestionen, die sich auf (ideo-)motorische Veränderungen beziehen (der Kopf fällt nach vorne, die Augen schließen sich, der nach vorne gestreckte Arm sinkt langsam ab). Zusätzlich beinhalten sie aber auch Suggestionen, die sich auf positive Halluzinationen (z. B. auf eine Fliege, die laut Suggestion um den Kopf des Klienten herumfliegt, tatsächlich aber gar nicht vorhanden ist) beziehen, und posthypnotische Suggestionen (Berühren des Knöchels nach der Trance auf ein Signal hin).

Die Wirksamkeit der Suggestionen wurde in Abhängigkeit des Persönlichkeitsmerkmals Suggestibilität interpretiert, d.h. Versuchspersonen, die den gegebenen Suggestionen nicht Folge leisteten, wurden als *nicht suggestibel* klassifiziert. Obwohl beide Skalen (SHSS: C und HGSHS: A) verschiedentlich kritisiert wurden, werden sie auch heute noch, v.a. in der Hypnoseforschung, verwendet.

Wie schon erwähnt, wird heute eher von Hypnotisierbarkeit statt von Suggestibilität gesprochen. Diese Begriffsveränderung findet sich auch in einem neueren Untersuchungsinstrument, der *Elkins Hypnotizability Scale* (Elkins, 2013), wieder, die inhaltlich eine Weiterentwicklung der älteren Verfahren darstellt und in die aktuelle Forschung Einzug gehalten hat.

Kooperativer Ansatz – von der Suggestion zur Autosuggestion

Im Zuge der sich entwickelnden humanistischen Strömungen gab es um das 20. Jahrhundert herum wieder die Hinwendung zu einer dem Patienten innewohnenden Kraft als der Einbeziehung des Unbewussten als wirksame Ressource.

In Weiterentwicklung der Konzepte des Psychiaters Milton H. Erickson, auf den wir in Kapitel 2 näher eingehen, prägten vor allem Stephen Gilligan und andere Schüler Ericksons den bis heute aktuellen „kooperativen Ansatz“ der modernen Hypnotherapie. Die Bedeutung des Unbewussten als der Person innewohnenden (intrapersonalen) Kraft tritt im Sinne des von Peter eingeführten *Therapeutischen Tertiums* wieder in den Vordergrund (s. Kasten).

Das Therapeutische Tertium

„Menschen haben von jeher geglaubt, sie hätten keine Kontrolle über ihre psychischen und psychosomatischen Symptome. Das hat damit zu tun, dass sie diese als unwillkürlich, unbeeinflussbar, manchmal wie von außen kommend erleben“ (Peter, 2015, S. 82). Was Peter hier beschreibt, ist ein Mangel an Selbstwirksamkeitserleben, was bis heute dazu führt, dass Menschen Möglichkeiten der Heilung nicht in sich selbst, sondern im außen suchen. Der hilfesuchende Patient, der keine Lösung für seine Symptome weiß, wendet sich an eine zweite Instanz, den Therapeuten, der wiederum vertraut in der Hypnotherapie auf das Unbewusste des Klienten als dritte Instanz. Peter spricht in diesem Zusammenhang vom Therapeutischen Tertium (lat.: der/das Dritte), dem Unbewussten des Patienten als einer dritten Kraft im Raum, „dem heilenden Prinzip". Diese dritte Kraft wurde früher als eine transpersonale Kraft verstanden („die himmlischen Mächte"), später im Sinne einer interpersonalen Kraft als eine Energie, die zwischen Therapeut und Klient entsteht (ähnlich dem psychoanalytischen Prinzip der Übertragung).

In der Hypnotherapie wird der Begriff der Suggestion nun nicht mehr im direktiven Sinne, sondern im englischen Wortsinn *suggestion* – „Empfehlung, Rat, Vorschlag, Anregung" verstanden. Danach können Suggestionen nur dann wirksam werden, wenn der Klient sie in Autosuggestionen umwandelt. Somit wird jede Hypnose zur Selbsthypnose.

Im kooperativen Ansatz spielen sogenannte indirekte Suggestionen, bei denen der Hypnotisand kaum noch merkt, dass es sich um Suggestionen handelt, eine weitaus bedeutendere Rolle als die direkten Suggestionen: *„Und Sie können nun mit offenen oder geschlossenen Augen in Trance gehen, während sich dabei die inneren Augen für andere Erfahrungen öffnen können und Sie gleichzeitig neugierig sein können, wie eine angenehme Ruhe und Entspannung wie von selbst entstehen kann."*

Ob die Umsetzung der Suggestionen in Autosuggestionen gelingt, hängt vom Zusammenspiel verschiedener Einflussfaktoren ab wie z. B.:

- Persönlichkeitsmerkmale wie Absorptions- und Fokussierungsfähigkeit,
- vorhandene Hypnotisierbarkeit als Persönlichkeitseigenschaft,
- „Passung" der Suggestion zum Klienten, dessen Situation und Weltverständnis,
- Art der (therapeutischen) Situation und Induktion,
- Beziehung zwischen Hypnotiseur und Hypnotisand (bzw. Therapeut und Klient),
- Erwartung an die (therapeutische) Situation (vgl. Kirsch, 1996).

Zusammenfassend sind also die Themen, Techniken und Rituale der modernen Hypnotherapie schon sehr lange Bestandteil verschiedener Heilungskontexte menschlicher Gesellschaften. Aus diesen bestehenden Phänomenen entwickelten sich in der westlichen Welt im Zuge der Modernisierung der Wissenschaften neue Theorien und Methoden, die den heutigen Ansprüchen an einen verifizierbaren Ansatz genügen. Diese modernen Verfahren wurden vor allem geprägt durch Milton H. Erickson, den Begründer der modernen Hypnotherapie (Klinische Hypnose).

2. Hypnotherapie nach Milton H. Erickson – der kooperative Ansatz

Nachdem in Deutschland in der ersten Hälfte des 20. Jahrhunderts Hypnose als Behandlungsmethode fast ganz verschwunden war bzw. in erster Linie als sogenanntes Übendes Entspannungsverfahren (wie Autogenes Training oder Progressive Muskelentspannung) angesehen wurde, kam es in den 1970er-Jahren zu einer erneuten Hinwendung zur Hypnose als therapeutisches Instrument. Dies war v.a. inspiriert durch die ins Deutsche übersetzten Arbeiten Milton H. Ericksons, in denen er von einer speziellen Form der Hypnotherapie berichtete, die er in den 1950er-Jahren in den USA entwickelt hatte. Diese zeichnete sich v.a. durch eine hohe Klientenzentriertheit und eine Abkehr von der Pathologisierung der Klienten aus. Die in der Person vorhandenen, aber aktuell (noch) nicht zugänglichen Ressourcen sowie ihr inneres Wissen und unbewussten Fähigkeiten wurden in den Fokus gerückt und als das Unbewusste bzw. Unwillkürliche beschrieben. Die Symptome von heute wurden als bestmöglicher Lösungsversuch der Vergangenheit und damit als Ressourcen angesehen.

Dabei ist das Unbewusste in der Erickson'schen Hypnotherapie nicht im psychoanalytischen Sinne zu verstehen, sondern als intrapersonale (im Klienten liegende) Kraft. Das Unbewusste dient als Konstrukt, als eine Metapher für Unwillkürlichkeit, als eine Instanz, die inneres Wissen und Weisheit hat, die man utilisieren („nutzbar machen", vgl. Kap. 4.2) kann, um Entwicklungsprozesse anzustoßen.

Nachdem das Wirkprinzip der Hypnose also zunächst als transpersonale Kraft (himmlische Mächte) und später als interpersonale Kraft (zwischen Therapeut und Klient) angesehen wurde, definiert Erickson es als Ausdruck der intrapersonalen, also im Klienten selbst liegenden, Kraft.

Da auch der Therapeut in sich selbst über eine entsprechende unbewusste Instanz verfügt, die im Kontakt mit dem Klienten wirkt, um maßgeschneiderte Interventionen anbieten zu können, schlagen wir die Erweiterung des Therapeutischen Tertiums (s. S. 20) um ein viertes Wirkprinzip vor, sodass von einem „Therapeutischen Quartett" gesprochen werden kann.

In diesem Sinne erfolgt eine Bündelung der intra- und interpersonalen Kräfte in der therapeutischen Situation.

Erickson ging dem humanistischen Weltbild entsprechend davon aus, dass jeder Klient grundsätzlich alles in sich trage, was er zur Lösung seiner Probleme benötigt, und dass es in der Therapie mehr um eine Frage des Zugangs und des Transfers zu diesen inneren Potenzialen gehe als um den Aufbau neuer Fähigkeiten. Außerdem wurden in der Erickson'schen Hypnotherapie auch psychodynamische Zusammenhänge und die Funktion der Symptome berücksichtigt.

Eine weitere Besonderheit lag darin, dass Erickson die therapeutische Beziehung als reziprok, sich zwischen Therapeut und Klient entwickelnd und in Wechselwirkung gegenseitig beeinflussend, verstand und nicht – im Sinne des damals noch vorherrschenden Verständnisses – als asymmetrische, dominanzbestimmte Beziehung zwischen Therapeut / Arzt und Patient. Dies stand in starkem Kontrast zum standardisierten oder autoritären Ansatz der Hypnose (Peter, 1987, S. 139).

Da die moderne Hypnotherapie ebenso eng mit dem Namen Milton H. Erickson (1901–1980) verknüpft ist wie dessen Lebensgeschichte mit der Entwicklung seiner speziellen hypnotherapeutischen Prinzipien, soll nachfolgend auf die wichtigsten Eckpunkte seiner Biografie eingegangen werden.

2.1 Lebensgeschichte von Milton H. Erickson

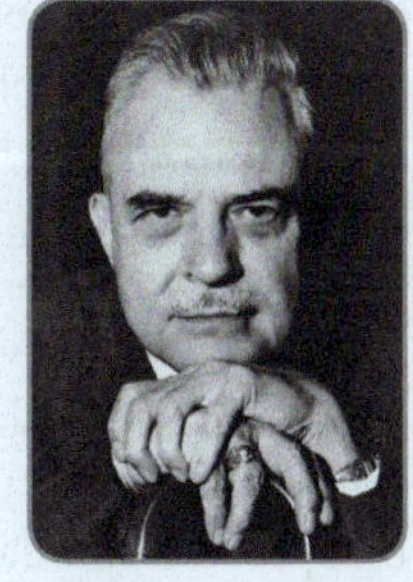

Milton Hyland Erickson wurde am 5. Dezember 1901 in der Sierra Nevada (USA) als Drittältester von insgesamt neun Geschwistern geboren. Sein Vater war Kind norwegischer Einwanderer und verdiente den Lebensunterhalt der Familie als Minenarbeiter und später als Farmer. Seine Mutter war Farmerstochter mit indianischen Wurzeln. Milton Erickson wuchs naturverbunden in sehr ländlicher Umgebung in Nevada und später in Wisconsin auf.

Ein Leben mit vielen Handicaps

Bereits als Kind litt Erickson unter verschiedenen Beeinträchtigungen, aufgrund derer er lange Zeit als retardiert galt. Rückblickend scheinen seine vielen Handicaps ein bedeutsamer Motor für die Entwicklung seiner speziellen therapeutischen Fähigkeit gewesen zu sein. Durch die vielen, oft leidvollen Erfahrungen, die er machen musste, erfuhr er am eigenen Leib, dass trotz bestehender Handicaps eine Entwicklung und Entfaltung der inneren Potenziale möglich ist, sobald der Zugang zu ihnen gefunden wurde.

Erickson war rot-grün-blind (nur Violett – „purple" – war ihm eine angenehme Farbe), tontaub (er konnte weder Höhen noch Tiefen von Tönen noch Betonung im Gesprochenen wahrnehmen) und litt an Legasthenie. Darin begründete sich auch seine Eigenart, ein Wörterbuch immer von vorne bis zu dem Buchstaben durchzublättern, unter dem er etwas nachschlagen wollte. Er verstand nicht, dass die Sortierung dem Alphabet folgt. Dies brachte ihm zu Schulzeiten den Spitznamen „Dictionary" ein (Peter, 1987).

Seine Legasthenie überwand er mit etwa 14 Jahren, als ihm im Sinne einer spontanen visuellen Halluzination der Unterschied zwischen dem kleinen „m" und einer „3" bildlich erschien. „Er sah plötzlich innerhalb eines blendenden Lichtblitzes die 3 und das m nebeneinander. Das m stand auf seinen Füßen und die 3 lag auf der Seite und streckte die Füße von sich" (Rossi & Erickson in: Peter, 1987).

„In einer ähnlichen visuellen Halluzination erkannte er eines Tages plötzlich, dass man das Alphabet als Ordnungssystem für das Wörterbuch benützt" (Peter, 1987, S. 132). Die Vermutung liegt nahe, dass diese Erfahrungen maßgeblich zur Entwicklung der Tranceinduktionen, zu den sogenannten *early learning sets*, beigetragen haben. Diese Form der Ressourcenaktivierung dient dazu, Hoffnung zu schaffen und zu verdeutlichen, dass Dinge, die früher einmal schwer waren, irgendwann ganz selbstverständlich werden. Daher begannen seine Tranceinduktionen oft damit, dass er mit den Klienten über die ersten Schulerfahrungen, das Lernen des Alphabets und das Schreibenlernen sprach. Er betonte dabei den Lernprozess und dass es inzwischen ja ganz einfach für den Klienten sei zu lesen und zu schreiben.

Auch sein Schüler Jeff Zeig wendet bis heute diese Technik im Rahmen von Tranceinduktionen an:

> „Und während du deine Augen schließt und nach innen gehst, kann ich dich an verschiedene Dinge erinnern: Als du das erste Mal zur Schule gingst, das Lernen der Buchstaben des Alphabets und der Nummern war wirklich eine schwere Aufgabe (...) Da waren kleine Buchstaben und große Buchstaben und schnörkelige Linien: Und wo hat das kleine b den Bauch und wo den Strich, und wo hat das kleine d den Bauch und wo den Strich und wo das kleine p? Und wie viele Beine hat das kleine n und wie viele das kleine m? Ist eine 2 eine umgekehrte 5? Ist eine 3 ein kleines n, das auf der Seite steht? Und da war der Lehrer ... der Lehrer hat dir vielleicht gesagt: ‚Lass die Bewegungen einfach geschehen, lass sie flüssig und leicht werden (...) übe und du wirst lernen, es ganz einfach und leicht zu tun.' Und langsam und Schritt für Schritt, auch wenn du es nicht bewusst bemerkt hast, hast du mentale und optische Bilder für jeden Buchstaben und jede Zahl gebildet. Und diese mentalen und optischen Bilder sind gespeichert irgendwo in den Billionen und Billionen von Gehirnzellen, und sie begleiten dich dein Leben lang."
>
> (frei übersetzt aus Zeig, 2014, S. 256–257)

Der Utilisationsansatz

Im Alter von 17 Jahren (im Jahr 1919) erkrankte Erickson lebensbedrohlich an Polio (Kinderlähmung). Zur Absicherung der Diagnose wurden von seinem behandelnden (Land-)Arzt drei weitere Ärzte aus der Stadt herangezogen. Im Anschluss an die Untersuchung teilten sie Ericksons Mutter auf dem Flur vor seinem Zimmer mit, dass ihr Sohn tatsächlich an Polio erkrankt war und die Nacht nicht überleben werde. Erickson hörte dieses Gespräch mit und erlebte den Tonfall der Ärzte bei dieser Mitteilung als beiläufig. Dies machte ihn so wütend, dass er sich schwor, die Nacht zu überleben, um zu beweisen, dass die Ärzte aus der Stadt sich irrten.

Es folgte eine sehr schwere Nacht, in der Erickson im Fieber fast gestorben wäre. Aber er überlebte und bat seine Familie am frühen Morgen mit geschwächter und krächzender Stimme (die Lähmung war bereits vorangeschritten), seine Kommode, auf der ein Spiegel stand, so zu drehen, dass sich das Fenster spiegelte und er hinaussehen konnte. Er wollte dort den Sonnenaufgang sehen und den Ärzten somit endgültig beweisen, dass sie falsch gelegen hatten.

Sehr zur Überraschung seiner Ärzte sah er den Sonnenaufgang tatsächlich, fiel dann jedoch für drei Tage ins Koma. Als er daraus erwachte, war er vollständig gelähmt und hatte seine Körperwahrnehmung verloren. Er konnte nur noch mühsam sprechen und die Augen nur noch bedingt bewegen (Zeig, 2005). Seine Ärzte sagten voraus, dass er den Rest seines Lebens als Pflegefall ans Bett gefesselt bleiben würde.

In der Folgezeit setze seine Familie ihn tagsüber in einen Schaukelstuhl, wo er stundenlang völlig bewegungsunfähig saß. Ericksons intensiver Wunsch, wenigstens aus dem Fenster schauen zu können, soll dazu geführt haben, dass sich sein Schaukelstuhl ohne fremdes Zutun minimal bewegte (Peter, 1987). Er begann daraufhin, systematisch mit Bewegungserinnerungen und Erinnerungen an Körperempfindungen mental zu arbeiten und diese innerlich zu reaktivieren. Er griff dabei auf sein eigenes früheres Erleben zurück, beobachtete aber auch seine jüngeren Geschwister in ihren Bewegungen und vollzog diese innerlich nach, z. B. wie diese laufen lernten und auf Bäume kletterten.

Auf diese Erfahrungen geht sein kreativer Umgang mit ideodynamischen Phänomenen (unwillkürliche Bewegungen) zurück, wie die Techniken der Hand- und Fingerlevitation, bei denen sich die Hand oder Finger unwillkürlich, wie von selbst von der Unterlage lösen und in die Luft bewegen (vgl. S. 145, Ideomotorik).

> „Stundenlang schaute er beispielsweise auf seine Hand und bemühte sich intensiv, sich an Empfindungen zu erinnern, beispielsweise eine Heugabel in den Händen zu halten. Anfangs noch völlig unkoordiniert, begannen sich doch langsam seine Finger zu bewegen, und mit der Zeit wurden seine Bewegungen koordinierter und kräftiger. (...) Nach seiner Schilderung waren dies jedoch keine bloßen Imaginationen, sondern die Aktivierung realer Sinneserinnerungen: ‚Mit 18 habe ich mich an alle Bewegungen meiner Kindheit erinnert, um die Muskelkoordination wiederzulernen.'"
>
> (Peter, 1987, S. 134)

Innerhalb eines Jahres erlangte Erickson durch diese intensive Aktivierung früherer Körpererfahrungen und die stetige Übung und Wiederholung auch kleinster Muskelbewegungen die Funktionstüchtigkeit seiner gelähmten Muskulatur so weit zurück, dass er wieder an Krücken laufen konnte.

Im sich anschließenden Sommer unternahm er allein eine 1200 Meilen lange Kanutour auf dem Mississippi. Er startete stromabwärts und hatte nach einigen Wochen zu so großer körperlicher Stärke zurückgefunden, dass er „stromaufwärts zurückpaddeln und vor allem sein Kanu allein, ohne die Hilfe anderer, über Hindernisse schleppen konnte. (…) Er hatte diesen Trip mit Krücken begonnen und ihn ohne Krücken, nur mit einem (allerdings bleibenden) rechtsseitigen Hinken beendet.“ (Peter, 1987, S. 135)

Während seiner Kanu-Tour experimentierte Erickson mit verbaler, nonverbaler und vor allem indirekter Kommunikation, um die für ihn gerade am Anfang der Reise zwingend notwendige Hilfe anderer Menschen zu erhalten. So musste z. B. das Kanu stellenweise über Land um Hindernisse herumgetragen und dann erneut zu Wasser gelassen werden. Aufgrund seiner körperlichen Verfassung war es Erickson jedoch nicht möglich, das Kanu selbst zu tragen. Er wollte aber nicht aktiv um Hilfe bitten. So wartete er etwa an einer Steilstelle im Fluss in seinem Boot sitzend und schaute in die Landschaft, las oder tat irgendetwas anderes, bis jemand vorbeikam und ihn fragte, was er dort mache, ob er flussaufwärts oder -abwärts fahre und Ähnliches. Erickson erzählte daraufhin, in welche Richtung er unterwegs war und dass es für ihn schwierig sei, weshalb er gerade ein bisschen ausruhe. Daraufhin boten ihm die Gesprächspartner an, das Boot für ihn zu tragen, ohne dass er sie danach gefragt hätte (vgl. Vesseley, 2013).

> „Man kann sich aber leicht vorstellen, wie sich hier langsam jene Einstellung zum Leben und zu den Menschen entwickelt hat, die später unter der Bezeichnung Utilisationsansatz in die Literatur einging. Man kann sich auch vorstellen, wie Erickson immer wieder vor neuen Schwierigkeiten stand und sich deshalb immer wieder neue Lösungsmöglichkeiten einfallen lassen musste; wie er die Dinge nehmen musste, wie sie kamen, um daraus dann das jeweils Beste zu machen. (…) Es leuchtet ein, dass es einen Unterschied macht, ob man dieses Utilisationsprinzip bei seinen Patienten anwendet, weil man davon aus Büchern gelesen hat, oder weil man dieses Prinzip im eigenen Leben aus realer Notwendigkeit heraus systematisch angewandt und eingeübt hat.“
>
> (Peter, 1987, S. 135)

Systematische Beschäftigung mit Hypnose

1920 nahm Erickson das Studium der Medizin und Psychologie an der Universität von Wisconsin auf, wo er ab dem zweiten Studienjahr auch von Clark L. Hull, dem bekannten Lerntheoretiker und Suggestionsforscher, unterrichtet wurde. Hier beschäftigte sich Erickson das erste Mal formal mit den Möglichkeiten der Hypnose und verband diese mit seinen persönlichen Erfahrungen des autohypnotischen Vorgehens und seiner lebensgeschichtlich entwickelten und besonders geschulten Beobachtungsgabe. Bereits zu dieser Zeit interessierte sich Erickson mehr für ein individualisiertes Vorgehen als für standardisierte Hypnosetechniken.

1928 beendete er sein Psychologiestudium mit dem Masterabschluss und sein Medizinstudium mit dem Doktorgrad. In der Folge arbeitete er in unterschiedlichen Einrichtungen als stationär tätiger Psychiater, Universitätslehrer und Autor von über 140 Aufsätzen sowie Mitverfasser mehrerer Bücher. Außerdem wurde er lebenslanges Mitglied der *American Psychological Association* und der *American Psychiatric Association.*

1947 ließ Erickson sich nach einem Fahrradunfall gegen Tetanus impfen, obwohl er gegen den Impfstoff allergisch war. Die Folge war eine „schwere Serumskrankheit, die mit Muskelschmerzen, einem komaähnlichen Zustand und anderen Symptomen einherging" (Zeig, 2005, S. 27). Außerdem verschlimmerten sich seine vielfältigen Allergien, sodass er den Rat erhielt, den Sommer in einer trockenen, warmen Gegend zu verbringen. Die Wahl fiel auf Phoenix, Arizona, wohin die Ericksons – Milton war inzwischen zum zweiten Mal verheiratet – 1948 umsiedelten und wo er 1949 seine Privatpraxis in einem Zimmer des Wohnhauses eröffnete.

1953 erkrankte Erickson erneut schwer und verlor stark an Muskelgewebe. Im Lauf seines Lebens musste er immer wieder ähnlich verlaufende Krankheitsschübe hinnehmen, die jedes Mal mehr zu einer Verschlechterung seiner körperlichen Verfassung führten. Er benutzte immer häufiger den Rollstuhl und war letztlich (ab 1976) komplett auf ihn angewiesen (Zeig, 2005). 1970 zog die Familie in ein rollstuhlgerechtes Haus um, und Erickson führte noch bis 1974 seine Privatpraxis – wieder im Wohnhaus der Familie – weiter. Ab 1974 und bis zu seinem Tod am 25. März 1980 hielt Erickson viele Lehrseminare ab, auch wenn sein körperlicher Zustand sich weiter verschlechterte. So verlor er „teilweise die Kontrolle über die Zungen- und Wangenmuskeln, so dass er kein künstliches Gebiss mehr tragen und nicht mehr deutlich sprechen konnte, und er verlor die Fähigkeit, mit den Augen längere Zeit zu fokussieren" (Zeig, 2005, S. 30).

Aus Milton Ericksons beiden Ehen gingen acht Kinder hervor, von denen einige sein Lebenswerk bis heute fortsetzen.

2.2 Die Bedeutung der Erickson'schen Arbeit für die Psychotherapie

Um den weitreichenden Einfluss verstehen zu können, den Ericksons Wirken hatte, ist es entscheidend, eine zeitliche Einordnung, unter Berücksichtigung der Entwicklung anderer Psychotherapieverfahren, vorzunehmen. So arbeitete Erickson bereits in den 1950er-Jahren konsequent individuumzentriert, ressourcen- und prozessorientiert, was zu diesem Zeitpunkt ein Novum in der Therapielandschaft darstellte. Damit war er Vorreiter für diese therapeutische Haltung, die heute wie selbstverständlich in vielen anderen Verfahren zur Anwendung kommt und zum Teil abgewandelt oder weiterentwickelt wurde.

Ericksons therapeutischer Ansatz beeinflusste verschiedene Interventions- und Therapieverfahren sowie eine Reihe bekannter Therapeuten: Er prägte die strategische Familientherapie (Jay Haley, Cloe Madanes) und den Palo-Alto-Ansatz (Paul Watzlawick, John Weakland, Richard Fisch, später Giorgio Nardone). Mit der Palo-Alto-Gruppe stand Erickson bereits seit den frühen 1940er-Jahren über Gregory Bateson und Margret Mead in Kontakt (Walker, 2004).

Er beeinflusste die damals in Gründung befindliche systemische Therapie und viele der nachfolgenden Schulen, so z. B. den lösungsfokussierten Ansatz von Steve de Shazer und Insoo Kim Berg, aber auch die Entwicklung der systemischen Familientherapie seines deutschen Schülers Peter Nemetschek. Außerdem inspirierte er Gunther Schmidt, ebenfalls einer seiner deutschen Schüler, dazu, die systemische Therapie und die Hypnotherapie miteinander zu kombinieren und den sogenannten hypnosystemischen Ansatz zu entwickeln, der heute weitverbreitet ist und seinerseits die systemische Therapie stark beeinflusst hat.

Richard Bandler und John Grinder studierten seine Technik ebenso wie die von Fritz Perls und Virginia Satir. Aufbauend auf diesen Beobachtungen beschrieben sie explizit die Struktur erfolgreicher (therapeutischer) Kommunikation und entwickelten hieraus das Neurolinguistische Programmieren (NLP). Die Art und Weise, wie Erickson meisterhaft mit hypnotischer Sprache arbeitete, beschrieben sie in einem eigenen Modell, dem Milton-Modell (vgl. Kap. 6), das bis heute seinen festen Platz im NLP hat.

Die Ego-State-Therapie nach Watkins und Watkins ist in ihrem grundlegenden Modell stark von der traditionellen Hypnose und auch von der

Psychoanalyse von Hadfield beeinflusst gewesen und hieß zuerst Hypnoanalyse. Viele der heute führenden Vertreter der Ego-State-Therapie, v. a. Woltemade Hartman, Maggie Philips, Claire Frederick und im deutschsprachigen Raum Kai Fritzsche, kombinieren Ego-State-Therapie mit Erickson'scher Hypnotherapie.

In der Verhaltenstherapie wurde Hypnose seit den 1950er-Jahren als Entspannungsverfahren bereits von Wolpe und Lazarus eingesetzt. Hypnoserituale und Tranceinduktionen finden weiterhin als Entspannungs- und Ruhehypnosen Eingang in die Verhaltenstherapie.

Zusätzlich finden sich Parallelen zwischen Hypnotherapie und Verhaltenstherapie in einzelnen Techniken wie z. B. Ankertechniken (auf Basis der klassischen Konditionierung), Reframing (kognitive Umstrukturierung), Altersregression (Problemaktualisierung) und korrektive emotionale Erfahrungen während einer Trance (Problembewältigung).

Ebenso gibt es aktuell in anderen Therapieverfahren verstärkte Strömungen zur Ressourcenorientierung, wie sie von Erickson eingesetzt wurde. Klaus Grawe (1995) machte die Ressourcenorientierung im Rahmen seiner allgemeinen Psychotherapie publik, und strukturierte Ressourceninterviews fanden Eingang in die Verhaltenstherapie.

Luise Reddemann entwickelte als Traumatherapeutin in den 1980er-Jahren die Psychodynamisch Imaginative Traumatherapie (PITT). Sie integriert eine konsequent ressourcenorientierte Haltung vor dem Hintergrund hypnosystemischer Aspekte von Gunther Schmidt in psychoanalytische Konzepte.

Einige der modernen neurobiologisch orientierten Psychotherapietechniken, die Bifokal-Multisensorische Interventionen (BMSI) nutzen, weisen ebenfalls Elemente der Hypnotherapie und des NLP auf, z. B. Eye Movement Integration (EMI, Steve und Connirae Andreas), Energetische Psychologie nach Fred Gallo und die Prozessorientierte Embodiment Psychologie (PEP, nach Michael Bohne). Ebenfalls finden sich in der Weiterentwicklung durch ihre Schüler im Eye Movement Desensitization and Reprocessing (EMDR nach Francine Shapiro) neuere ressourcenorientierte Ansätze und Elemente der Hypnotherapie wieder.

Weiterführung der Hypnotherapie nach M. H. Erickson

Neben diesen allgemeinen Einflüssen auf die weitere Entwicklung der Psychotherapie in ihren vielen verschiedenen Schulen hatte Milton H. Erickson natürlich vor allem einen sehr prägenden Einfluss auf die Entwicklung der Hypnose und Hypnotherapie weltweit. Diese entwickelte und entwickelt sich vor allem ausgehend von seinen direkten Schülern und deren Schülern sowie seinen Töchtern Betty Alice und Roxanna Erickson.

Um, neben den oben bereits benannten, nur einige seiner bekanntesten amerikanischen Schüler zu nennen: Ernest Rossi, Jay Haley, Carol und Stephen Lankton, Sidney Rosen, Eric Greenleaf, John Beahrs und insbesondere Jeffrey Zeig.

In Deutschland entwickelte sich die Erickson'sche Hypnotherapie ausgehend von den Erickson-Schülern Wilhelm Gerl, Burkhard Peter und Alida Iost-Peter, die Mitte der 1970er-Jahre in Phoenix / Arizona von Erickson unterrichtet wurden. 1978 legitimierte Erickson diese Gruppe, die Milton Erickson Gesellschaft für Klinische Hypnose e. V. (M.E.G) zu gründen, die bis heute in Deutschland seine Arbeit weiterführt. Gunther Schmidt war, wie bereits erwähnt, ebenfalls direkter Schüler von M. H. Erickson. Gemeinsam mit Bernhard Trenkle entwickelte sich u. a. um diese Personen die Hypnotherapie nach Erickson in Deutschland.

Konsequente Psychotherapieforschung, die letztlich in der wissenschaftlichen Anerkennung der Hypnotherapie mündete, wurde in Deutschland maßgeblich von Dirk Revenstorf (Uni Tübingen) und von Walter Bongartz, Vladimir Gheorghiu, Oskar Berndt Scholz, Burkhard Peter, Ulrike Halsband u. a. durchgeführt (vgl. Revenstorf & Peter, 2015; dort finden sich auch vertiefende Angaben zur internationalen Forschungslage).

In den USA wird das wissenschaftliche Erbe Milton H. Ericksons auch weiterhin durch seine vielen berühmten Schüler, aber auch durch die Erickson Foundation Inc. in Phoenix, Arizona, deren Direktor Jeff Zeig ist, weitergeführt. Die Foundation verfügt u. a. über ein großes Archiv an Transkripten, Ton- und Videoaufnahmen von Erickson.

3. Trance und Trancephänomene

3.1 Trancezustände im Alltag und in der Therapie

Der Begriff Trance leitet sich ab vom lateinischen *transire* – „hinübergehen“ (*transitus* – „Übergang“) und beschreibt den Übergang von einem Bewusstseinszustand in einen anderen.

Erickson vertrat die Auffassung, dass die Trance ein natürlicher Prozess und der Ausdruck einer selbstbestimmten Fähigkeit des Individuums sei. Tatsächlich treten Trancezustände spontan und unwillkürlich im Alltag auf und werden daher nicht immer bewusst als solche wahrgenommen.

Darüber hinaus können Trancezustände auch *gezielt* herbeigeführt werden. Dies geschieht z. B. im Rahmen von Entspannungsverfahren, aber auch durch Trancerituale mit körperlicher Aktivität und natürlich in der Hypnotherapie.

Struktur einer Trance

Hypnotische Trancen lassen sich sowohl auf indirekte als auch auf formelle bzw. explizite Art hervorrufen (vgl. Kap. 4). Eine explizite Hypnose wird als solche benannt und bedient sich formaler Rituale, die die Situation deutlich vom „normalen“ therapeutischen Gespräch unterscheiden. Folgende Struktur ist dabei typisch:

1. Orientierung auf den veränderten Zustand (z. B. Erfragen von Vorerfahrungen mit Trance / Entspannungszuständen; Einnehmen einer veränderten Sitzhaltung)
2. Einleitung der Trance über eine Tranceinduktion (z. B. Punktfixation)
3. Ggf. Vertiefung des Trancezustands (z. B. über Treppenmetapher, Ratifikation, Fraktionierung, vgl. S. 41 f.)
4. Therapeutische Nutzung des Trancezustands (z. B. Altersregression, Ressourcenaktivierung und -transfer, Progression)
5. Reorientierung / Ausleitung aus der Trance (z. B. Treppenmetapher zurück), ggf. posthypnotische Suggestionen (wieder „im Raum ankommen“, Wechsel zurück in Gesprächssituation, vgl. S. 153)

Die Ausgestaltung der einzelnen Schritte erfolgt dabei jeweils im Rahmen eines fortlaufenden Pacings (vgl. Kap. 4) sehr eng an den Bedürfnissen und

Zielen des Klienten orientiert und kann sich daher von Fall zu Fall sehr unterscheiden.

Im Folgenden werden unterschiedliche Formen von Trancezuständen beschrieben.

Alltagstrance

Spontan auftretende Trancezustände kennt jeder Mensch in unterschiedlichen Situationen und Ausprägungen. Oft werden diese Zustände als sehr angenehm erlebt, die Lernfähigkeit ist erhöht, man findet besonders kreative Lösungen für Problemstellungen, fühlt sich „im Fluss“ oder ganz „im Moment“ oder enthoben aus Zeit und Raum. So z. B., wenn man ein spannendes Buch liest, sich sozusagen „in“ der Geschichte befindet und dabei nicht wahrnimmt, wie die Zeit vergeht, das Klingeln des Telefons überhört und erst wieder in der Realität ankommt, wenn jemand das Zimmer betritt. Oder während einer Autofahrt, wenn man etwa unterwegs zum Einkaufen plötzlich feststellt, dass man sich auf dem Weg zum Arbeitsort befindet und so „in Gedanken“ war, dass man gar nicht wahrgenommen hat, wie man den falschen Weg gefahren ist.

Auch in emotional sehr bedeutsamen und bedrohlichen Situationen, etwa wenn ein Patient von seinem Arzt eine lebensentscheidende Diagnose erhält, oder während einer traumatischen Erfahrung können spontan und unwillkürlich Trancezustände entstehen.

Entspannungstrance

Eine Möglichkeit, Trancezustände gezielt hervorzurufen, bieten Entspannungsverfahren wie Autogenes Training, Progressive Muskelrelaxation, aber auch Katathymes Bilderleben und Fantasiereisen sowie unterschiedliche Formen der Meditation.

Aktivtrance

Neben den Techniken, die körperliche Entspannung induzieren, gibt es Methoden, um durch körperliche Aktivität in einen Trancezustand zu gelangen. Dies sind v. a. Bewegungsformen, die einen sehr gleichmäßigen und gleichbleibenden Rhythmus haben, z. B. Radfahren, Joggen oder Rudern. Sportler bezeichnen diesen Zustand als „Flow“.

Derwische tanzen sich in Trance, Medizinmänner und Naturvölker tun dies ebenfalls und nutzen zusätzlich rhythmische Trommelrituale, um Trancezustände hervorzurufen.

Eine spezielle Nutzung dieser aktiven Form der Tranceeinleitung entwickelten Banyai und Hilgard (1976) mit ihrer sogenannten Aktiv-Wach-Hypnose, bei der sich der Hypnotisand auf einem Fahrradergometer bewegt.

Hypnotische Trance

Eine durch hypnotische Techniken hervorgerufene Trance kann sich, abhängig von den Inhalten und der Art der Anwendung, sowohl in Richtung einer Entspannungs- als auch einer Aktivtrance entwickeln und mit den entsprechenden physiologischen Reaktionen einhergehen.

Durch die Induktion einer hypnotischen Trance wird ein veränderter Bewusstseinszustand erreicht, in dem der Zugang zum Unbewussten und damit zu Bildern, Gefühlen und zu aktuell (bewusst) nicht zugänglichen Ressourcen erleichtert ist. Dies kann genutzt werden, um problematisches Verhalten, problematische Kognitionen und affektive Muster zu ändern, emotional belastende Ereignisse und Empfindungen zu restrukturieren und biologische Veränderungen für Heilungsprozesse zu fördern.

Für Erickson war die therapeutische Trance „ein Zeitabschnitt, während dem die Beschränkungen der eigenen gewohnten Bezugsrahmen und Überzeugungen vorübergehend aufgehoben werden, sodass der Betreffende für andere Assoziationsmuster und psychische Funktionsweisen empfänglich ist, die ihn einer Problemlösung näher bringen“ (Erickson & Rossi, 2006, S. 16). Die therapeutische Kunst bestehe darin, den Klienten zur Kooperation zu motivieren, ihm den Zugang zu seinen ungenutzten Potenzialen zu eröffnen, ihn zu lehren, diesen Zugang selbst herzustellen, und ihn im Weiteren seine eigenen Lösungen finden zu lassen. Da für Erickson die Trance eine sehr persönliche Erfahrung darstellte, sollte bereits die Induktion über individuelle, zum Klienten und der Situation passende Zugänge erfolgen.

Problem- und Lösungstrance

Gunther Schmidt, einer der direkten Schüler von Milton Erickson, hat in der Weiterentwicklung der Hypnotherapie die Begriffe Problem- und Lösungstrance geprägt (vgl. Schmidt, 2004). Klienten haben oft den Zugang zu ihren Ressourcen verloren, sind von diesen dissoziiert (abgetrennt oder abgespalten), während sie assoziiert (verbunden) mit ihren Problemen sind. Sie stecken damit bei Aufnahme der Psychotherapie in einer sogenannten Problemtrance fest. Zum Beispiel sagt ein Angstpatient, der assoziiert mit seinen Problemen ist: „Immer, wenn ich an der Kasse des Supermarkts stehe, spüre ich mein Herz bis zum Hals schlagen, habe weiche Knie und denke, dass ich gleich ohnmächtig werde." Zugleich ist er dissoziiert von anderem Erleben wie dem Duft nach frisch gebackenem Brot aus der nahen Bäckerei. Er erinnert auch nicht, dass er vielfältige Situationen dieser Art in seinem Leben bereits gemeistert hat.

Ein Ziel der Hypnotherapie ist es, diesen Prozess umzukehren, den Klienten darin zu unterstützen, die persönlichen Ressourcen wieder zu assoziieren, sich von dem Problemfokus zu dissoziieren und damit eine Lösungstrance zu entwickeln: „Immer wenn ich an der Kasse des Supermarkts stehe, schaue ich mich gelassen um, höre den Gesprächen um mich herum zu und warte in Ruhe, bis ich dran bin."

3.2 Trancephänomene

Unabhängig davon, auf welche Art diese Trancezustände hervorgerufen werden, sind sie gekennzeichnet durch gemeinsame, spezifische Phänomene, die sie von einem „Normalzustand" abgrenzen (vgl. auch Tab. 3.1). Der Normalzustand bezeichnet einen aktiven Wachzustand, der in Abhängigkeit von Person und Situation in der Ausprägung variieren kann. Zudem ist der Normalzustand durch eine gestreute Aufmerksamkeit, meistens auf Außenreize bezogen, gekennzeichnet. Das heißt, man nimmt verschiedene Reize gleichzeitig wahr, ist aber auf keinen davon besonders fokussiert. Es herrscht ein eher lineares Denken vor, das sich in dichotomen Kategorien äußert (entweder ist es warm oder kalt, schwer oder leicht usw.). Zusätzlich findet das Denken und Handeln „ich-gesteuert" und damit eher im Bereich des Bewussten bzw. Willkürlichen statt. Das heißt, die Person erlebt sich als aktiv und bewusst steuernd.

In einem Trancezustand herrscht hingegen das Prinzip des Unbewussten bzw. des Unwillkürlichen vor. Das heißt, der Hypnotisand hat – im Gegensatz zur Ich-Steuerung im Normalzustand – nicht mehr den Eindruck, aktiv zu steuern, sondern sich „innerlich zurückzulehnen", während sein

Erleben unwillkürlich entsteht. Beschreiben kann man diesen Zustand am ehesten als unwillkürlich („es-haft"), d. h., Bilder, Gedanken, Assoziationen und Körperempfindungen entstehen wie von selbst: „Es wird mir warm", „Es erinnert mich an …", „Es fällt mir ein", „Es tauchen Bilder auf", im Gegensatz zu: „Ich rufe mir bewusst ein Bild oder eine Erinnerung hervor", „Ich denke aktiv nach, bis ich auf etwas komme" oder „Ich stelle mir aktiv Wärme in meinem Körper vor".

Normalzustand	Trancezustand
Aufmerksamkeit gestreut	Aufmerksamkeit fokussiert
Aufmerksamkeit eher außen	Aufmerksamkeit eher innen
Entweder-oder-Logik (binäre Logik)	Sowohl-als-auch-(Trance-)Logik
lineares Denken	assoziatives Denken
ich-gesteuert	es-haft
bewusst/willkürlich	unbewusst/unwillkürlich
reden über	erleben von

Tabelle 3.1: Vergleich von Normal- und Trancezustand

Trancelogik

Mit einem Trancezustand geht außerdem eine Veränderung des logischen Denkens einher. Die dichotomen Denkkategorien des Normalzustands werden zugunsten der sogenannten Trancelogik gelockert. Dieser Begriff geht auf Orne (1977) zurück und beschreibt eine erhöhte Bereitschaft, das logische Denken und die rationale Kontrolle für einen bestimmten Zeitabschnitt außer Kraft zu setzen und logische Inkonsistenzen zu akzeptieren, ohne sie kritisch zu überprüfen.

In dieser „Sowohl-als-auch-Logik" können Erlebnisinhalte gleichzeitig erlebt werden, die im Normalzustand unvereinbar erscheinen. So kann z. B. eine „warme Kühle" oder eine „kühle Wärme", eine „leichte Schwere" oder eine „schwere Leichtigkeit" entstehen. Weiterhin zeichnet sich die Trancelogik durch eine erhöhte Toleranz gegenüber Sprachmustern aus, die im normalen Wachzustand als unlogisch und grammatikalisch inkorrekt und damit als störend erlebt würden. Im Rahmen einer Trance sind solche Sprachmuster hingegen sehr angenehm und trancefördernd (vgl. Kap. 6).

Fokussierung der Aufmerksamkeit

Die Aufmerksamkeit ist in diesem Zustand hochfokussiert und meistens eher auf inneres Erleben und Wahrnehmen als auf Außenreize gerichtet, während Aspekte ausgeblendet werden, die nicht direkt mit diesen verbunden sind (vgl. Monoideismus, Kap. 1).

Es sind bereits die Begriffe Assoziation und Dissoziation genannt worden, mit denen diese Art der Fokussierung beschrieben werden kann. Dabei verstehen wir Assoziation als Verbundenheit mit bestimmten Aufmerksamkeitsinhalten (diese treten in den Vordergrund), während Dissoziation ein Abgetrennt- oder Abgespaltensein von diesen bezeichnet (diese treten in den Hintergrund). Dissoziation wird hier also nicht im psychopathologischen Sinne verstanden. Ist eine Person hochfokussiert und damit assoziiert mit dem inneren Erleben, heißt dies zugleich, dass sie dissoziiert von etwas anderem, z. B. von Reizen im außen, ist. Umgekehrt bedeutet eine Assoziation mit äußerem Geschehen eine Dissoziation von innerem Erleben.

Trancetiefe

In Abhängigkeit davon, wie gut die Fokussierung der Aufmerksamkeit gelingt, wie assoziiert bzw. dissoziiert sich der Klient erlebt, werden unterschiedlich tiefe Trancezustände unterschieden. Die gängige Unterteilung in leichte, mittlere und tiefe Trancezustände beruht vor allem auf der direkten Befragung der Klienten während und nach einer Trance. Skalen zur Messung der Trancetiefe liegen zwar vor, werden aber selten angewendet.

Je fokussierter die Aufmerksamkeit, je unwillkürlicher das Erleben, je weniger aktive Beteiligung der Person, „je echter und lebendiger das hypnotische Erleben erscheint, als umso ‚tiefer‘ wird die Trance erlebt“ (Peter, 2006, S. 101). Damit ist die Trancetiefe vor allem eine Determinante subjektiven Erlebens.

Krause (2009) kommt zu dem Schluss, dass „vielleicht (…) die Trancetiefe einfach ein globaleres Maß des Tranceerlebens [ist], das auch emotionale und physiologische Komponenten des Tranceerlebens berücksichtigt, während bei Hypnotisierbarkeitsskalen der Schwerpunkt auf motorischen, imaginativen und kognitiven Komponenten liegt" (Krause, 2009, S. 109).

Für die hypnotherapeutische Arbeit reichen leichte Trancezustände aus. Tiefe Trancezustände, wie manche Klienten sie erhoffen und erwarten, sind für den therapeutischen Prozess nicht nötig, können aber für den Klienten im Sinne der Ratifizierung (vgl. S. 41) nützlich sein.

Ebenen der Trancephänomene

Zusätzlich zu den bereits genannten Trancephänomenen gibt es eine Reihe weiterer typischer Veränderungen, die während einer Trance auftreten können. Die folgenden Ausführungen sind unterteilt in die verschiedenen Ebenen der körperlichen Veränderungen und die Veränderungen im Wahrnehmungs- und Aufmerksamkeitsfokus.

Einen Überblick über die Trancephänomene während einer Hypnose geben die Tabellen 3.2 und 3.3.

Atem- und Herzfrequenz	■ Verringerung bei Ruhe-/Entspannungsinduktionen ■ Erhöhung bei Imagination von Aktivität oder Erleben von Stress/Angst/problematischen Inhalten
Hautdurchblutung	■ Verringerung der Hautdurchblutung (sichtbar durch blassere Haut/leicht weißes Gesicht) ■ Verstärkung der Durchblutung (rosige Wangen)
Körperempfinden	■ Temperaturempfinden ändert sich in Abhängigkeit der Hautdurchblutung ■ Schmerzempfindung kann sich bis hin zur Schmerzunempfindlichkeit (Analgesie) verändern
Wahrnehmung des Körpers	veränderte Wahrnehmung ■ der Position und des Gewichts des Körpers ■ der Bewegungen ■ der Körpergrenzen (z. B. die Grenze zwischen dem Oberschenkel und der darauf liegenden Hand wird nicht mehr gefühlt)

Spannungsniveau der Muskulatur	■ tiefe muskuläre Entspannung ■ Tonuserhöhung
Körperbewegung	■ unwillkürliche Körperbewegungen (vgl. unwillkürliche Signale und Levitation, Kap. 7.6)

Tabelle 3.2: Trancephänomene – Ebenen der körperlichen Veränderungen

Hirnphysiologische Veränderungen

Während eines hypnotischen Trancezustands kommt es zu verschiedenen hirnphysiologischen Veränderungen, von denen hier nur einige genannt werden. So konnte z. B. der Kognitionsforscher Stephen Kosslyn (2000) auf hirnphysiologischer Ebene nachweisen, dass die subjektiv erlebten Veränderungen im Rahmen einer Trance tatsächlich als wirklich erlebt werden („Sie erleben jetzt …") und sich von einer „reinen Vorstellung" („Stellen Sie sich mal vor, dass …") unterscheiden.

Er versetzte hochsuggestible Personen in Trance und zeigte ihnen eine Karte mit farbigem Muster. Er suggerierte ihnen dann, dass dieses Muster aus Grautönen bestehe. Daraufhin reduzierten jene Hirnareale ihre Aktivität, die für die Farbwahrnehmung zuständig sind.

Suggerierte er ihnen jedoch, eine grau getönte Karte sei bunt, so erhöhten dieselben Areale ihre Aktivität. Die Aktivitätsreduzierung bzw. -steigerung folgte in diesen Experimenten also nicht der „objektiven" Wirklichkeit, der Information, die über den Nervus opticus von der Netzhaut weitergeleitet wurde, sondern der subjektiv erlebten Wirklichkeit, dem, was die „präfrontalen Kortexareale ihnen sagten, was sie ‚sehen' sollen" (Peter, 2006, S. 59; zur Übersicht über die aktuelle Forschungslage und weitere hirnphysiologische Befunde s. Revenstorf & Peter, 2015).

Die Ergebnisse weiterer, neuerer neurobiologischer Untersuchungen mit bildgebenden Verfahren zeigen,

> „dass Hypnose (…) einen Zustand von ‚Hypofrontalität' herbeiführt, im Sinne einer veränderten Funktion des dorsolateralen Präfrontalkortex und orbitofrontalen Kortex mit verminderter Kritikbereitschaft und somit erhöhter Suggestibilität und [damit] die hypnotische Trance in gewissem Sinne einen ‚ich-losen' Zustand darstellt, insofern die für den Selbstbezug zuständigen Hirnregionen, insbesondere der Precuneus und bestimmte medial präfronta-

> le Areale, deaktiviert werden. Das bedeutet, dass der Patient in hypnotischer Trance Suggestionen annehmen kann, ohne sie auf Übereinstimmung mit seinem alltäglichen Selbstbild zu überprüfen."
>
> (Revenstorf, 2014. S. 1)

Für weitergehende Informationen zu hirnphysiologischen Veränderungen während einer hypnotischen Trance, deren Erforschung gerade in den letzten Jahren einen starken Aufschwung erfahren hat und aktuell noch erfährt, verweisen wir zudem auf Ulrike Halsband (in Revenstorf & Peter, 2015, Kap. 67).

Aufmerksamkeitsfokus	■ meistens gerichtet auf aktuelles inneres Erleben ■ Assoziation mit dem Fokus des Erlebens ■ Dissoziation von anderen Reizen / Erlebensinhalten
Positive / negative Halluzinationen	■ auf allen Sinneskanälen möglich ■ Wahrnehmung von nicht vorhandenen Reizen ■ Nichtwahrnehmung / Ausblendung vorhandener Reize
Gedächtnisfunktion	■ Amnesie (z. B. können Inhalte der Hypnose vergessen werden) ■ Hypermnesie (man erinnert Dinge, an die man sich im normalen Wachzustand nicht erinnert hat) ■ bei der Hypermnesie kann es zu sog. False-memory-Effekten (vgl. Kap. 7) kommen
Zeiterleben	■ Verkürzung der empfundenen Zeit (häufiger) ■ Ausdehnung der Zeit
Erleben des eigenen Alters	■ Regression (jüngeres Alter wird erlebt; Reise in die Vergangenheit) ■ Progression (Erleben von höherem Alter; Reise in die Zukunft)

Tabelle 3.3: Trancephänomene – Veränderungen im Wahrnehmungs- und Aufmerksamkeitsfokus

3.3 Nutzung der Trancephänomene in der Hypnotherapie

Alle oben beschriebenen Trancephänomene können im Rahmen einer Hypnose spontan auftreten. Sie werden aber im Rahmen der Hypnotherapie und der (zahn-)medizinischen Hypnose auch gezielt für verschiedene therapeutische Zwecke innerhalb der Sitzungen und darüber hinaus hervorgerufen und eingesetzt.

Neben den ab Seite 42 beschriebenen spezifischen Formen der Utilisation von Trancephänomenen werden zwei grundlegende Techniken, die Ratifikation und die Fraktionierung, häufig im Rahmen der Hypnotherapie eingesetzt.

Ratifizierung[1]

Wenn während einer Tranceinduktion für den Therapeuten wahrnehmbare Trancephänomene auftreten und diese von ihm explizit angesprochen werden, um die Aufmerksamkeit des Klienten darauf zu lenken, spricht man von Ratifizierung.

„Die Ratifikation dient dazu, dass der Klient auch auf bewusster Ebene mitbekommt und anerkennt, dass ein veränderter Bewusstseinszustand vorliegt" (Trenkle, 2013, S. 72). Dies geschieht z. B. durch das Ansprechen unwillkürlicher motorischer Phänomene, die der Klient zeigt, wie Immobilität, Levitation oder Lidschluss. Um auf mentale Phänomene wie Zeitverzerrung aufmerksam zu machen, wird der Klient im Anschluss gebeten, die Länge der Trance einzuschätzen; diese wird oft kürzer empfunden, als sie tatsächlich war.

Die Ratifizierung dient dazu, möglichen Widerstand abzubauen. Sie erzeugt dadurch die Zuversicht, auch weitere Schritte Richtung Ziel in Trance gehen zu können.

1 Die Begriffe *Ratifizierung* und *Ratifikation* werden in der Fachliteratur und im psychotherapeutischen Kontext synonym verwendet.

Fraktionierung

Der Begriff Fraktionierung wird für Unterbrechungen während einer Tranceinduktion und während der Arbeit in Trance verwendet. Anfänglich befürchten Klienten oft, dass es die Tranceerfahrung nachhaltig stören könne, wenn sie selbst aktiv werden und zum Beispiel in Trance mit dem Therapeuten sprechen. Aber im Gegenteil fördert dieses Vorgehen die Trancevertiefung. Indem der Klient während der Trance nach seinem inneren Erleben gefragt wird, wird der Rapport gestärkt. Manchen Personen fällt es aufgrund der muskulären Entspannung schwer, in Trance zu sprechen. Hier bieten sich Suggestionen an wie z. B.: „Während Sie jetzt von den Schultern abwärts ganz ruhig und entspannt bleiben, kann Ihr Kopf immer klarer werden, und Sie können mir nun von Ihrem inneren Erleben berichten." So können neue Leading-Suggestionen (Suggestionen, die eine Richtungsänderung beinhalten, vgl. Kap. 4) gefunden und die Trance immer besser auf den Klienten abgestimmt werden.

Es bedarf nicht nach jeder Unterbrechung einer komplett neuen Tranceinduktion, stattdessen kann z. B. über Atempacing der Tranceprozess wieder aufgenommen und vertieft werden. Auch wenn Klienten sich während einer Tranceinduktion oder ideomotorischen Symptombefragung spontan zurückorientieren, weil sie durch Außenreize irritiert werden oder um etwas mitzuteilen, kann nach der Besprechung wieder an die vorhergehende Trance angeknüpft werden.

Spezifischen Formen der Utilisation von Trancephänomenen

Ebenen der körperlichen Veränderungen

Gezielte Veränderungen der **Atem- und Herzfrequenz** werden z. B. für eine Einleitung und Vertiefung von Entspannung oder auch für das Erleben gesteigerter Energie genutzt.

Phänomene einer **verringerten Durchblutung** und das veränderte Körperempfinden können z. B. zum Hervorrufen einer Analgesie (Schmerzunempfindlichkeit) und damit zur Operationsvorbereitung genutzt werden.

Die Suggestion **verstärkter Durchblutung** kann z. B. für ein gesteigertes Wärmeempfinden eingesetzt werden.

Veränderungen in der **Wahrnehmung des Körpers,** z. B. im Spannungsniveau der Muskulatur, werden zur Einleitung, Ratifikation und Vertiefung des Trancezustands, aber auch bei Katalepsie- und Levitationsinduktionen eingesetzt (vgl. Kap. 7.6).

Veränderungen im Wahrnehmungs- und Aufmerksamkeitsfokus

Der **Aufmerksamkeitsfokus** wird in der Hypnotherapie vielfältig genutzt und kann z. B. von einer Problemtrance in Richtung einer Lösungstrance verschoben werden. Auf diese Art gewinnen Therapeut und Klient Informationen über den gewünschten Zielzustand und die Zielerreichungskriterien.

Die Aktivierung **positiver Halluzinationen** kann zur Anreicherung einer Ressource sinnvoll sein, wenn der Klient seine Ressource über alle Sinneskanäle im Hier und Jetzt erleben und diese dann in eine bisher als problematisch erlebte Situation transferieren soll. Aber auch zur Induktion und Vertiefung von Altersregressionen können positive Halluzinationen genutzt werden, indem z. B. ein spezieller Geruch aus der Kindheit deutlich wahrgenommen wird.

Negative Halluzinationen können z. B. eingesetzt werden, um störende Reize zu dissoziieren (z. B. Tinnitus).

> „Erickson sprach auch nie lauter, wenn von der Straße draußen vor seinem Büro Verkehrslärm hereindrang. Die meisten Sprecher heben in einer solchen Situation ihre Stimme an und machen dadurch ihre Zuhörer unabsichtlich erst auf den Verkehrslärm aufmerksam. Dadurch, dass er seine Stimme nicht anhob, gab er seinen Zuhörern den Anreiz, ein störendes Geräusch auszublenden – eine Reaktion, die den klassischen hypnotischen Phänomen der negativen Halluzination verwandt ist."
>
> (Zeig, 2005, S. 102)

Phänomene der Amnesie (Erinnerungslücken) und Hypermnesie (stärkere Erinnerungsfähigkeit) lassen sich vielfältig nutzen. So kann es sehr nützlich sein, eine **Amnesie** hervorzurufen, um z. B. den genauen Ablauf einer Operation, der man sich unterzogen hat, „zu vergessen". Ebenfalls kann es sinnvoll sein, belastende therapeutische Inhalte nach der Sitzung vorübergehend „vergessen" zu können, um sie dann bei der nächsten Sitzung, im geschützten therapeutischen Rahmen, wieder zu erinnern.

Durch **Hypermnesie** kann der Zugang zu Erinnerungen ermöglicht werden, die im „normalen" Wachzustand nicht zugänglich waren. Dies kann man sich therapeutisch etwa im Rahmen der Ressourcenaktivierung zunutze machen, in dem detaillierte Aspekte der Ressourcensituation (wieder) erinnert werden. Auch bei der Bearbeitung von traumatischen Situationen kann Hypermnesie eine Rolle spielen. Hierbei ist allerdings der False-Memory-Effekt (Erinnerungsverfälschung) zu beachten.

Verändertes **Zeiterleben** kann für eine Prüfungsvorbereitung sinnvoll genutzt werden, indem die Lernzeiten verlängert erlebt werden, die unangenehme Wartezeit, bis man zum Prüfer gerufen wird, aber verkürzt. Hier kann sich auch noch der Einsatz einer Progression anbieten, d. h., der Blick wird auf die Zeit nach der Prüfung gelenkt, um von dort aus zurückzuschauen und zu prüfen, was der Person in der Vorbereitung geholfen hat.

Progression ganz allgemein kann auch eingesetzt werden, um gewünschte Zielzustände im Rahmen einer Trance hervorzurufen und diese im Hier und Jetzt zu erleben. Dies wird damit zum einen zu einer ersten korrektiven Erfahrung, zum anderen kann eine solche hypnotische Progression auch dazu führen, dass ein bisher ausschließlich kognitiv formuliertes Ziel durch den Erlebenscharakter während der Trance modifiziert wird, da z. B. „spürbar" wird, dass bisher relevante Informationen noch nicht berücksichtigt wurden.

4. Grundprinzipien der Hypnotherapie

4.1 Rapport, Pacing und Leading

Im Rahmen der Hypnotherapie nach Milton H. Erickson kommt der Gestaltung der therapeutischen Beziehung – Rapport genannt – eine besondere Bedeutung zu. Die Verwendung dieses Begriffs für die therapeutische Beziehungsgestaltung geht zurück auf Franz Anton Mesmer (1734–1815) und wurde von Pierre Janet (1859–1947) für die spezifische Beziehung zwischen Hypnotiseur und Hypnotisand eingeführt. Der „Rapport wurde bereits von den alten Magnetiseuren (…) als das wichtigste Mittel zur heilenden psychischen Beeinflussung angesehen" (Peters, 1997, S. 441).

Unter Rapport versteht man eine vertrauensvolle, von empathischer Aufmerksamkeit getragene Beziehung, „einen unmittelbaren bzw. besonders guten Kontakt zwischen zwei Menschen" (Drever & Fröhlich, 1972, S. 220), die sich durch eine bewusste wie unbewusste Anpassung auf verbaler wie nonverbaler Ebene an das Gegenüber äußert. Dies kann man z. B. bei miteinander sehr vertrauten Personen sehr gut beobachten; sie scheinen sich in einer Art Tanz miteinander zu bewegen, zeigen im Kontakt mit dem anderen ähnliche Gestik und Mimik und schwingen sich so auf allen Ebenen aufeinander ein.

Im hypnotherapeutischen Vorgehen wird ein guter Rapport als Grundvoraussetzung für jede kleine Richtungsänderung und damit jede Intervention angesehen, die der Therapeut mittels Leading (Führung) anbieten kann. Dabei kann es sich um Richtungsänderungen im Sinne von Aufmerksamkeitsumfokussierung handeln, aber auch um die Einleitung eines Trance- oder Entspannungszustands, um Trancevertiefung, das Einbringen zielorientierter Suggestionen, das Auslösen von Suchprozessen, die Aktivierung und den Transfer von Ressourcen, aber auch um die Anwendung spezifischer (hypno-)therapeutischer Techniken.

Auf die Erreichung und Aufrechterhaltung des Rapports, was sich an der verbalen und nonverbalen Übereinstimmung zwischen Klient und Therapeut ablesen lässt, wird daher großes Augenmerk gelenkt.

So plante Milton Erickson seine verbalen und nonverbalen Manöver sehr sorgfältig und strategisch, weswegen er auch als Meister der Mehrebenenkommunikation bezeichnet wird: „Ericksons Pionierarbeit auf dem Gebiet der indirekten Techniken beschreibt Kommunikation als ein Phänomen, das sich auf mehreren Ebenen vollzieht, sowohl auf der Ebene des verbalen Inhaltes als auch des nonverbalen Verhaltens und schließlich in allem, was diese beiden Ebenen implizieren" (Zeig, 2005, S. 56).

Um einen guten Rapport und damit den Boden für das spätere Leading zu erreichen, bedient sich der Hypnotherapeut des sog. Pacings, unter dem eine Reihe von Techniken zusammengefasst werden, die dem Therapeuten helfen, auf der verbalen wie nonverbalen Ebene ein Klima der Übereinstimmung zu schaffen. Dies setzt eine geschulte Wahrnehmung und Beobachtung auch minimalster Hinweisreize („Minimal Cues", vgl. Kap. 7.3) sowie die persönliche Bereitschaft voraus, sich auf das Gegenüber einzulassen.

Abbildung 4.1 veranschaulicht die Prozesse, die zu einem guten Rapport beitragen.

In all diesen Techniken lässt sich der Therapeut auf das Wahrnehmen und die innere Repräsentation der Realität, das Erleben und Verhalten des Klienten ein, um ihn in seiner Erlebniswelt auf vielen unterschiedlichen Ebenen begleiten zu können. Dazu nutzt er verbale Äußerungen (z. B. Sprache, bestimmte Formulierungen) genauso wie paraverbale (z. B. Tonlage, Sprachlautstärke, Sprechtempo) und nonverbale (z. B. Atmung, Körperhaltung, Mimik und Gestik). Außerdem fließen weitere Merkmale der Person und der als problematisch definierten Situation mit ein, wie z. B. die Charakterstruktur, der kognitive Stil, das Wertesystem oder kulturelle Besonderheiten sowie die motivationale Lage des Klienten, aber auch mögliche Vorerfahrungen und Erwartungen an die therapeutische Situation und die Hypnose im Speziellen. Im Weiteren werden auch auftretende Besonderheiten in der therapeutischen Situation und sogenannter Widerstand gepaced. Aber auch auf die aktuelle (therapeutische) Situation bezieht sich das Pacing, indem z. B. äußere Reize wie die vorbeifahrende Straßenbahn, aber auch physiologische Vorgänge und Veränderungen wie z. B. Veränderungen der Körperhaltung, Lidschluss während einer Tranceinduktion oder plötzlich fließende Tränen aufgegriffen / gepaced werden.

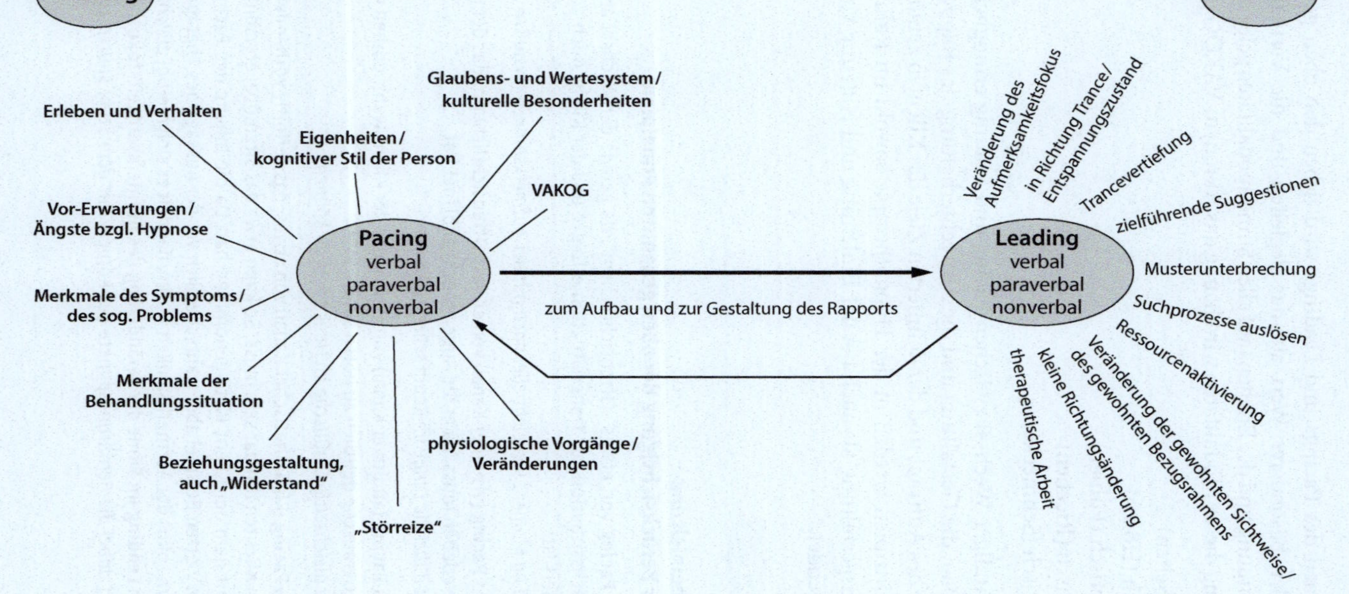

Abbildung 4.1: Aufbau und Gestaltung von Rapport

Im Rahmen des Pacings und Leadings wird neben den oben genannten Merkmalen besonderer Wert auf das Begleiten und die Vertiefung der Wahrnehmung und des Erlebens auf allen Sinnesmodalitäten gelegt. Zur Beschreibung dieser Modalitäten wird häufig das Akronym VAKOG genutzt:

Visuell (Sehen)
Akustisch (Hören)
Kinästhetisch (Fühlen)
Olfaktorisch (Riechen)
Gustatorisch (Schmecken)

Ein beständiger Wechsel zwischen Pacing und Leading ermöglicht dabei den Aufbau, die Gestaltung und die Aufrechterhaltung des Rapports, der im Sinne des Auftrags und der definierten Ziele des Klienten genutzt wird. Beide Prinzipien werden in der Hypnotherapie sowohl im Rahmen der Gesprächsgestaltung als auch bei der Einleitung und Nutzung von Trancen verwendet.

BEISPIEL

Tranceeinleitung (unter Berücksichtigung der oben genannten Prinzipien)

Erstes **Pacing** von etwas „Offensichtlichem", da gerade der Wechsel aus der Gesprächssituation zur Trancesituation erfolgte und der Klient noch außenorientiert ist:
„... und im Moment vielleicht eher noch mit der Aufmerksamkeit im außen ..."

Zweites **Pacing** (visueller Kanal) von etwas „Offensichtlichem", das der Klient gerade erleben muss, da er die Augen (noch) geöffnet hat.
„... und dabei die Dinge im Raum sehen zu können ..."

Drittes **Pacing** (auditiver Kanal) von etwas, das der Klient wahrnehmen muss, da die Geräusche deutlich zu hören sind.
„... und gleichzeitig Geräusche im Haus hören zu können ..."

Viertes **Pacing** (kinästhetischer Kanal) von etwas, das definitiv vorhanden und für den Klienten fühlbar sein muss. So kann etwa das Sitzmöbel erwähnt werden, auf dem der Klient Platz genommen hat. Da die Inhalte des Pacings in diesem vierten Beispiel aber wahrscheinlich vor der Aussage des Therapeuten nicht im Fokus der Aufmerksamkeit waren, handelt es sich hierbei gleichzeitig um ein **Leading** im Sinne der Veränderung des Aufmerksamkeitsfokus.
„... und dabei die Berührungspunkte des Körpers mit dem Stuhl spüren zu können ..."

Durch diese aneinandergereihten und sich überlappenden Pacing-Aussagen („Overlapping“, vgl. Kap. 6.3) über die verschiedenen Sinneskanäle entsteht beim Zuhörer oft ein angenehmer Zustand von „sich verstanden fühlen“, da der Therapeut die Dinge anspricht, die der Klient (fast zwangsläufig) in dieser Situation erleben muss.

Yes-Set

Innerlich wird durch das gerade beschriebene Pacing beim Klienten eine sogenannte Ja-Haltung erzeugt; der Klient kann allen Aussagen des Therapeuten zustimmen: „Ja, stimmt“, „Ja, genau das sehe / höre / fühle ich“. Dadurch entsteht das Gefühl, gut aufgehoben zu sein bei einem Therapeuten, der „nah dran ist“ und genau weiß, was der Klient gerade fühlt / denkt / erlebt.

Die Technik, durch mehrere Pacing-Aussagen beim Gegenüber eine „Ja-Haltung“ zu erzeugen, wird Yes-Set genannt. Einmal erzeugt, erhöht diese Haltung die Wahrscheinlichkeit, dass der Klient auch dann zu einer darauffolgenden Aussage innerlich Ja sagen und ihr Folge leisten wird, wenn diese einen Leading-Charakter hat, d. h. sich nicht mehr bloß auf das bezieht, was beim Klienten ohnehin gerade in seiner inneren Repräsentation wahrnehmbar ist.

Hier erfolgt ein Leading in Richtung Entspannungszustand unter Nutzung des vorher aufgebauten Yes-Sets:
„*… und sich dadurch ganz automatisch mehr und mehr erlauben zu können, auf eine ganz angenehme Art, Entspannung entstehen lassen zu können …*“

In diesem Beispiel wird zusätzlich durch das Adverb „dadurch“ eine sogenannte Pseudokausalität, eine scheinbar logische Verknüpfung zwischen zwei Dingen, hergestellt, die an sich gar nichts miteinander zu tun haben (Körper auf dem Stuhl spüren – Entspannung entstehen lassen).

No-Set

Weitaus unbekannter als das Yes-Set ist das sogenannte No-Set, eine Aneinanderreihung von (Pacing-)Aussagen, die beim Klienten zu einem innerlichen Nein führen. Diese Technik nutzte Erickson z. B., wenn er den Eindruck hatte, eine Person sei in einem so ablehnenden Zustand, dass der Widerstand erst einmal Raum haben müsse, bevor eine gemeinsame

Richtung eingeschlagen werden könne. An die mit Nein zu beantwortenden Fragen schließt sich dann eine weitere Frage an, die zwar ebenfalls mit Nein beantwortet wird, aber eigentlich Ja bedeutet. Ab diesem Punkt entsteht dann erneut die oben beschriebene „Ja-Haltung", die die Weichen dafür stellt, dass auch weitere Vorschläge mit Ja beantwortet werden können.

Diese Technik wird durch folgenden Dialog gut nachvollziehbar. Es handelt sich dabei um das Transkript einer Demonstration Ericksons während einer Tagung 1964 (transkribiert nach: Erickson & Zeig [1996], Demo 1, Sequenz 1, Min. 0–0:30):

ERICKSON: „Sagen Sie mir, waren Sie vorher schon einmal in einer hypnotischen Trance? Haben Sie je eine gesehen?"
KLIENTIN: „Nein." *(schüttelt den Kopf)*
ERICKSON: „Wissen Sie, wie es ist, in eine hypnotische Trance zu gehen?"
KLIENTIN: „Nein." *(schüttelt erneut den Kopf)*
ERICKSON: „Wissen Sie, dass Sie all die Arbeit machen müssen?"
KLIENTIN: „Nein." *(lacht, Mimik verändert sich)*
ERICKSON: „Und ich sitze einfach nur dabei und freue mich, Sie bei der Arbeit anzuschauen?"
KLIENTIN: *(lacht wieder, Körperhaltung verändert sich)* „Nein, das wusste ich nicht."
ERICKSON: „Sie wussten das nicht?"
KLIENTIN: „Nein." *(schüttelt leicht den Kopf)*

Nachdem die Klientin zuerst in einen Rhythmus des Neinsagens gekommen ist, stellt Erickson eine Leading-Frage („Wissen Sie, dass Sie all die Arbeit machen müssen?"), die sie dann mit Nein beantwortet, im Grunde aber etwas Wichtiges bejaht, von dem Erickson möchte, dass sie es bejaht, nämlich dass sie selbst die Arbeit macht.

Explizite und implizite Trancen

Erickson nutzte, seinem individuumszentrierten Ansatz folgend, vielfältige – direkte wie indirekte – Möglichkeiten, um einen solchen Trancezustand für die therapeutische Arbeit hervorzurufen. Er bediente sich dabei vieler strategischer Elemente. So arbeitete er mit „formeller Hypnose nur bei einem Fünftel der Fälle, die er behandelte" (Baehrs, 1971, zitiert nach Zeig, 2005, S. 22). Die formelle Hypnose (auch explizite Hypnose/Trance genannt) bedient sich formaler Rituale während der Induktion, der therapeutischen Nutzung und der Reorientierung einer Trance.

Seinem „natürlichen" / „experimentellen" oder auch „indirekten Ansatz" (Peter, 1987; S. 139) folgend, setzte er allerdings immer „hypnotische Techniken (im Rahmen seiner Psychotherapie) ein, auch wenn er nicht hypnotisierte" (Zeig, 2005, S. 23). Er arbeitete auch ohne formale Trancerituale z. B. mit Überraschungsmomenten, (paradoxen) Verschreibungen, Musterunterbrechungen und beiläufigen / indirekten Methoden wie (Fall-) Geschichten, Metaphern und Humor und auch mit ideodynamischen Signalen. All diese Techniken, die als implizite Trancetechniken bezeichnet werden, sollen beim Gegenüber eine starke Fokussierung, Suchprozesse und letztlich einen veränderten Bewusstseinszustand (Trance) bewirken.

4.2 Utilisation und individualisiertes Vorgehen

Ein weiteres zentrales Konzept der Erickson'schen Arbeit ist das der bereits erwähnten Utilisation (engl. *utilization* – Nutzbarmachung, Zuhilfenahme, Verwendung). Das Prinzip besteht darin, so viel wie möglich von dem, was der Klient auf den unterschiedlichen Ebenen mitbringt und was sich im Prozess ergibt, im Sinne des Auftrags und für die Zielerreichung des Klienten nutzbar zu machen. Dabei kann es sich (muss aber nicht) um dieselben Faktoren handeln, die bereits beim Pacing beschrieben worden sind (vgl. Abb. 4.1). Eine gut gelungene Utilisation verwandelt (vermeintliche) Schwächen in Stärken und findet oft in der Struktur des Problems die Struktur für eine mögliche Lösung. In diesem Sinne enthält die Utilisation auch Leading-Komponenten in Richtung einer Veränderung der gewohnten Sichtweise und des gewohnten Bezugsrahmens (was in der systemischen Therapie als Reframing bezeichnet wird) und geht daher über das reine Pacing hinaus.

Erickson wandte diese Techniken in ihren unterschiedlichen Facetten in jedem seiner Fälle an.

Eines der bekanntesten Fallbeispiele zur Utilisation stammt aus Ericksons Zeit als leitender Psychiater der Forschungsabteilung am Worcester State Hospital in Massachusetts.

> „[Dort ging ein junger Patient] in ein Laken gehüllt umher und erzählte allen, er sei Jesus. Erickson meinte zu ihm, da er auf der Erde sei, um der Menschheit zu dienen, könne er sicher eine entsprechende Aufgabe übernehmen. Es sei wünschenswert, dass die Ärzte in ihren Pausen Tennis spielten, da sie ja die Muskeln einsetzten, die Gott ihnen gegeben habe. Könne er also vielleicht helfend eingreifen, indem er den Hartplatz ebne? Die Unebenheiten darauf lägen sicher nicht in Gottes Absicht. Der Mann pflichtete ihm bei und wurde ein ausgezeichneter Platzwart. Einige Zeit später sagte Erickson zu ihm: ‚Ich habe gehört, Sie haben Erfahrung als Zimmermann?' In seiner Rolle blieb dem Mann nichts übrig, als dies zu bestätigen. Erickson sagte ihm, falls er der Menschheit dienen wolle, könne das Psychologie-Laboratorium seine Fertigkeiten beim Bau von Bücherregalen gebrauchen. Der Mann wurde das Faktotum des Psychologielabors."
>
> (O'Hanlon & Hexum, 1994, S. 324)

Ein weiteres Fallbeispiel, in dem das Prinzip der Utilisation gut zu erkennen ist, handelt von einer Frau mit einer Zahnlücke, die zu Erickson kam, da sie aufgrund der Unzufriedenheit mit ihrer Erscheinung und ihrer daraus resultierende Einsamkeit suizidal geworden war. Erickson nutzte in diesem Fall verschiedene Techniken, darunter v. a. die Utilisation der Zahnlücke selbst, zur Lösung des Problems. So lernte die Klientin, auf Anweisung Ericksons Wasser zielgenau durch ihre Zahnlücke zu spritzen. Im weiteren Verlauf der Therapie verordnete Erickson ihr dann, die Zahnlücke zur Kontaktaufnahme mit einem jungen Mann zu nutzen. Dazu musste sie ihn gezielt mit Wasser durch ihre Zahnlücke anspritzen und dann vor ihm weglaufen. Der junge Mann reagierte auf diese Kontaktaufnahme seinerseits, indem er sie einen Tag später mit einer Wasserpistole bespritzte. Aus dem ersten Kontakt entwickelte sich eine Liebesbeziehung, die beiden heirateten später.

Durch Utilisation der bisher als problematisch empfundenen Zahnlücke erwuchs eine Ressource für die Klientin (vgl. O'Hanlon & Hexum, 1994, S. 341). Dieses Beispiel verdeutlicht die grundlegend atheoretische und pragmatische Haltung Ericksons, durch die er flexibel seine Methoden wechseln und für jeden Klienten einen eigenen Entwicklungsrahmen schaffen konnte. Er betonte immer wieder die Einzigartigkeit eines jeden Menschen und die daraus für ihn resultierende Notwendigkeit einer individuell maßgeschneiderten Behandlung:

> „Jeder Mensch ist ein Individuum. Die Psychotherapie sollte deshalb so definiert werden, dass sie der Einzigartigkeit der Bedürfnisse eines Individuums gerecht wird, statt den Menschen so zurechtzustutzen, dass er in das Prokrustesbett[2] einer hypothetischen Theorie vom menschlichen Verhalten passt."
>
> (Erickson in: Bandler & Grinder, 2015)

4.3 Ressourcenorientierung

Um seinen Klienten in ihrer Individualität und Selbstentwicklungsfähigkeit gerecht werden zu können, vertrat Erickson eine konsequent ressourcenorientierte Haltung. Dabei folgte er einem weit gefassten Ressourcenbegriff: Fähigkeiten, Fertigkeiten, Kompetenzen, Eigenschaften, Werte, Erscheinungsbild und körperliche Besonderheiten, reale oder imaginierte Personen, Helfer, Unterstützer sowie Interaktionen – letztlich alles, was sich potenziell stärkend auf die Person und deren Entwicklung auswirken kann, verstand Erickson als Ressource.

Zeig (2005, S. 62) beschreibt vier zentrale Schritte der Ressourcenorientierung, -aktivierung und des Ressourcentransfers (vgl. Kap. 7.4) im Rahmen des Erickson'schen Utilisationsansatzes:

1. „Finde heraus, wo der Patient über Ressourcen (Stärken, die ihm im Moment nicht zugänglich sind) verfügt.
2. Erkenne das Wertesystem des Patienten, d. h., erkenne, was er mag und was er überhaupt nicht schätzt (diese Werte können auch Ressourcen sein).
3. Entfalte die Ressource, indem Du die Werte des Patienten nutzt […].
4. Verbinde die entfaltete Ressource mit dem Problem, entweder direkt oder indirekt."

(Zukunfts-)Orientierung und Vorgehensweise

Bei seiner therapeutischen Arbeit orientierte sich Erickson zuerst am Symptom und weniger an der dahinterliegenden Psychodynamik, auch wenn er diese, wann immer nötig, mit einbezog. Dabei vertrat er die Hal-

2 Prokrustes war ein Riese der griechischen Mythologie, der Reisenden ein Bett anbot, an dessen Größe er sie mit Gewalt anpasste; zu großen Reisenden hackte er die Füße ab, zu kleinen streckte er die Glieder.

tung, dass das Erleben und Verhalten, das der Klient in der Gegenwart als Symptom bzw. Problem wahrnimmt, die bestmögliche Lösung einer problematischen Situation in der Vergangenheit ist. Dieser damals hilfreiche Lösungsversuch hat sich in der Folge aufrechterhalten und verselbstständigt, taucht also unwillkürlich und außerhalb der bewussten Ich-Steuerung der Person auf. Im aktuellen Kontext ist dieser alte Lösungsversuch nicht passend und wird v. a. durch seinen unwillkürlichen Charakter vom Klienten als problematisch bewertet: Das Symptom taucht auf, ich bemerke es, habe aber keinen Einfluss darauf (Problemtrance).

Indem Erickson die aktuelle Symptomatik als bestmöglichen Lösungsversuch der Vergangenheit utilisierte (Reframing), setzte er sie in einen für den Klienten verstehbaren und würdigenden Rahmen. Seine therapeutische Ausrichtung orientierte sich also weniger an einem allgemeinen Krankheitskonzept als an individuellen Beschreibungen von Erlebens- und Verhaltensmustern, die sich in bestimmten Kontexten entwickeln und zeigen. Diese Haltung findet sich heute v. a. in den sogenannten hypno-systemischen Konzepten wieder, die maßgeblich von dem deutschen Erickson-Schüler Gunther Schmidt entwickelt wurden. Auf diese Weise wird der therapeutische Fokus explizit auf das System des Klienten erweitert. Außerdem kommt der Erfassung der Kontextvariablen, der genauen Beschreibung von Erlebens- und Verhaltensmustern in unterschiedlichen Kontexten und der Beschreibung von Ausnahmen eine große Bedeutung zu.

Erickson war eher an Zielen, Lösungen, der Zukunft, praktischem Tun und Erleben von neuen Ideen interessiert als an Einsicht in Ursachen, Zusammenhängen und Vergangenem: „[Er] war ein konsequenter Pragmatiker, der dem ‚Wie?' der Veränderung problematischen Verhaltens einen ungleich höheren Stellenwert zumaß als der Frage nach dem ‚Warum?' seiner Ursachen." (Walker, 2004, S. 219)

4.4 Indirekte Kommunikation und das Unbewusste

Erickson ging nicht davon aus, dass Kommunikation zum Zwecke therapeutischer Veränderungen ganz konkret, sehr direkt und unbedingt logisch sein müsse, und legte seinen Klienten seine Vorgehensweise nicht offen dar. Der Klient nehme ohnehin (unbewusst) nur das an, was für ihn passend, hilfreich und zieldienlich sei, und dies weiche erfahrungsgemäß oft von den Vorüberlegungen des Therapeuten ab. Die bewusste Wahrnehmung sei für die angestrebte Veränderung hingegen eher hinderlich: „Paradoxerweise ist Indirektheit oft der direkteste Weg, um Lösungen herbeizuführen" (Zeig, 2005, S. 80).

Erickson definierte dabei das Unbewusste als ein riesiges Reservoir an Ressourcen und Lernerfahrungen, das autonom, also unabhängig vom Bewussten, intelligent, wohlwollend und integrativ arbeiten kann. „Aus eigener Erfahrung vertraute er auch darauf, dass das Unbewusste in der Regel klüger sei und mehr wisse als das Bewusste" (Peter, 1987, S. 140).

Er ging davon aus, dass das Bewusste in vielen Bereichen Restriktionen und eingefahrenen Denk- und Erlebensmustern unterliege, die das Unbewusste nicht habe. Daher müsse, bevor Veränderung erfolgen könne, das bewusste System mit seinen festgefahrenen Prozessen destabilisiert und gleichzeitig im Unbewussten autonome (Such-)Prozesse in Richtung Lösung in Gang gesetzt werden.

Seeding

Bei der indirekten, beiläufigen Kommunikation werden erste Ideen zur Umfokussierung in das Unbewusste wie ein Samen ausgesät (sog. Seeding), ohne dass der Therapeut genau wissen kann, welcher Samen in welcher Weise aufgehen wird: „Ich weiß nicht, wie die Patienten reagieren werden. Ich weiß nicht, warum. Ich weiß nicht, wann. Ich weiß nur, dass sie auf eine Weise reagieren werden, die zu ihnen als Individuum passt ... ich kann bequem auf ihre Reaktion warten, weil ich weiß, dass ich sie, wenn sie auftritt, akzeptieren und utilisieren kann" (Gilligan, S. 2001, S. 25).

Trotz der Bedeutung, die Erickson dem Unbewussten beimaß, vergaß er nicht die Bedeutung des Bewussten. Vielmehr regte er zur Integration beider innerpsychischen Bereiche an: „Da Sie es mit einer Person zu tun haben, die über Bewusstsein und Unbewusstes verfügt, bedeutet es nicht, dass dieser Patient in seinem Wachbewusstsein einen Nutzen hat, wenn Sie mit ihm im unbewussten Zustand ein gutes Ergebnis erzielen. Es muss eine Integration von bewusstem und unbewusstem Lernen stattfinden" (Erickson & Rossi, 2004, S. 14–15).

Nonverbale Kommunikation

In der Hypnotherapie Milton H. Ericksons kommt neben der verbalen Kommunikation auch der sich wechselseitig bedingenden nonverbalen Kommunikation von Klient und Therapeut eine bedeutende Rolle zu.

Dies setzt eine genaue Beobachtung und Wahrnehmung auch kleinster, unwillkürlich entstehender Hinweisreize, den Minimal Cues, auf allen Wahrnehmungsebenen voraus. Erickson selber hatte, nicht zuletzt aufgrund seiner Biografie, eine hohe Fähigkeit entwickelt, diese Minimal Cues wahrzunehmen und zu analysieren. Diese Fähigkeit, Informationen auf den unterschiedlichen Kommunikationsebenen parallel wahrnehmen zu können, ist eine Grundvoraussetzung für die Mehrebenenkommunikation und bedarf einer intensiven Schulung, Übung und Erfahrung.

Erickson nutzte diese Minimal Cues im gesamten Therapieprozess. Bereits beim ersten Kontakt mit dem Klienten erhielt er auf diese Weise vielfältige diagnostische Informationen, die er für Pacing und Leading, zum Aufbau des Rapports und auch für die Erreichung der Therapieziele des Klienten utilisieren konnte.

Seine spezielle Kunst bestand nicht nur darin, dass er „mit den Augen hören konnte", wie seine Schwester Bertha Erickson Gallun es ausdrückte (Quelle: ↗ http://pfti.org/great-teachers/milton-erickson-2/milton-erickson-quotes/), sondern auch in einem sehr genauen Timing seiner Interventionen. So nahm er unwillkürliche Bewegungen, z. B. einen tiefen Atemzug, eine unwillkürliche Aufrichtung der Wirbelsäule oder ein minimales Lächeln, wahr. In Videoaufnahmen von seiner Arbeit hört man ihn immer wieder verstärkende Formulierungen wie „that's fine" sagen, ein Pacing im genau passenden Moment zur Vertiefung des Prozesses. Zusätzlich wirkten diese Formulierungen im Sinne eines Yes-Sets und erhöhten die Bereitschaft des Klienten, den sich anschließenden Leading-Angeboten zu folgen.

Zudem beobachtete Erickson anhand der Minimal Cues, inwieweit der Klient den Leading-Angeboten folgen konnte. Hatte er also z. B. ein Angebot in Richtung Vertiefung des Trancezustands („You can go deeper and deeper into a nice trance") gemacht, beobachtete er, ob körperliche Reaktionen wahrnehmbar waren, die eine Vertiefung ausdrückten, z. B. ein minimal sich absenkender Kopf, ein tiefer Atemzug, ein Absenken der Schultern. Anhand dieser Reaktionen entschied er dann, ob er im Prozess weitergehen konnte oder erneut ein Pacing durchführte, um den Rapport weiter zu stärken.

Neben der gezielten Verwendung für diese Rückkopplungsprozesse kommt den Minimal Cues v. a. auch deshalb eine so große Bedeutung zu, weil diese unwillkürlichen, idiodynamischen Reaktionen schneller und unverfälschter erfolgen als sogenannte Verbalisierungen des Erlebens. Damit stehen sie für das unbewusste, bisher nicht verfügbare Wissen des Klienten und können als Unterstützer und Ratgeber im weiteren Therapieprozess auf verschiedene Art utilisiert und für den Klienten verfügbar gemacht werden.

Um eine solche Ressource überhaupt aufzuspüren, kann eine gezielte Regression, also eine Imagination der Vergangenheit, hilfreich sein. Ist diese Ressource einmal gefunden und aktiviert, geht es darum, dafür zu sorgen, dass sie im richtigen Moment „wie von selbst" auftauchen wird. Im Rahmen des Transfers der Ressource in die Problemsituation wird v. a. das unwillkürliche „es-hafte" Erleben gefördert.

5. Wissenschaftliche Anerkennung und (Kontra-)Indikationen

Die Hypnotherapie ist ein in Deutschland durch den Wissenschaftlichen Beirat Psychotherapie (WBP) anerkanntes indikationsspezifisches Psychotherapieverfahren, das beständig weiterentwickelt und wissenschaftlich erforscht wird. Hypnotherapie darf als Zusatzausbildung von psychotherapeutisch tätigen Behandlern wie Ärzten, Psychologen und Kinderpsychotherapeuten angewandt werden.

Auf Basis der „Expertise zur Beurteilung der wissenschaftlichen Evidenz des Psychotherapieverfahrens Hypnotherapie", die Dirk Revenstorf 2001 erstellte (veröffentlicht in Revenstorf, 2006), entschied der WBP 2006 über die wissenschaftliche Anerkennung der Hypnotherapie. Im Gutachten des WBP wird festgestellt,

> „dass die Hypnotherapie bei Erwachsenen für die Behandlung in folgenden Anwendungsbereichen als wissenschaftlich anerkannt gelten kann: psychische und soziale Faktoren bei somatischen Krankheiten (F 54), sowie Substanzmissbrauch (F1, F55). Bei Kindern wurde die Anwendung der Hypnotherapie zur Bewältigung von Schmerzen (z. B. Krebserkrankungen) anerkannt."
>
> (Revenstorf, 2006, S. 5)

Über die im Zitat genannten Anwendungsbereiche hinaus gibt es eine Vielzahl weiterer Bereiche, für die die Wirksamkeit durch einzelne Studien und Kasuistiken nachgewiesen wurde. Wissenschaftlich anerkannt durch den WBP sind sie jedoch (noch) nicht.

Je nach Spezialisierung des Therapeuten wird Hypnotherapie in den in Tabelle 5.1 aufgeführten Indikationsbereichen angewandt.

Kategorie 1–12 gemäß WBP (ICD-10)	Störungsbereiche mit empirisch belegter Wirksamkeit	Weitere indizierte Störungsbereiche
1. Affektive Störungen (F3)	Depression	Hypomanie
2. Angststörungen (F40, 41, 42)	Phobien	Panikattacken, Zwang
3. Belastungsstörungen (F43)	akute Belastung, posttraumatische Belastung, Anpassungsstörung	
4. Dissoziative, Konversions-, Somatoforme Störungen (F44, 45, 48)	somatoforme Schmerzen, Reizdarm, Fibromyalgie, u. a.	autonome Funktionsstörungen, Konversionen, Hypochondrie, dissoziative Identitätsstörung, Amnesie, Fugue, Stupor; Morbus Crohn
5. Essstörungen (F50)	Essattacken, Körperbild bei Essstörungen	Bulimie, Anorexie
6. Andere Verhaltensauffälligkeiten mit körperlichen Störungen (F51, 52, 21)	Schlafstörungen, sexuelle Störungen	
7. *Psychische und soziale Faktoren bei somatischen Krankheiten (F54)*	Operationsschmerzen, Geburtsschmerzen, Krebsschmerzen, Migräne	Tinnitus, Neurodermitis, Herpes, Warzen, erhöhter Blutdruck, Stimmstörungen, Arthritis, Asthma, Heuschnupfen, andere Allergien
8. Persönlichkeitsstörungen (F60), Verhaltensstörungen (F63–69)		abnorme Gewohnheiten, Störungen der sexuellen Identität und der sexuellen Präferenz, strukturelle Frühstörungen

Kategorie 1–12 gemäß WBP (ICD-10)	Störungsbereiche mit empirisch belegter Wirksamkeit	Weitere indizierte Störungsbereiche
9. *Abhängigkeit und Substanzmissbrauch (F1, 55)*	Tabakabusus	Alkoholismus, Missbrauch von psychotropen Drogen
10. Schizophrenie und wahnhafte Störungen (F29)		Schizophrenie ohne Intelligenzminderung
11. Anpassungsstörung bei Intelligenzminderung (F7)		
12. Hirnorganische Störungen		Lähmungen nach Schlaganfall, Infarkt, bei MS
Zusätzlich	Adipositas	
Kinder und Jugendliche	*Schmerzkontrolle,* Enuresis, Übelkeit und Erbrechen bei Krebs	Tics, Aufmerksamkeitsstörungen, Störungen des Sozialverhaltens

Tabelle 5.1: Indikationen der Hypnotherapie (kursiv gedruckt sind die wissenschaftlich anerkannten Indikationsbereiche)
(Quelle: modifiziert nach Revenstorf, 2006, S. 34)

Effektivität von Hypnose und Hypnotherapie

Für die genannten Indikationsbereiche konnte eine hohe Effektivität der Hypnotherapie, trotz teilweise sehr kurzer Behandlungszeiten, durch Metaanalysen von kontrollierten Therapiestunden in verschiedenen Anwendungsbereichen mit fast 10 000 Patienten nachgewiesen werden. Die Wirkung der Hypnotherapie stieg in einigen Studien sogar bis zur Katamnese weiter an (Revenstorf, 2014).

Kombination mit anderen Psychotherapieverfahren

Eine ebenfalls sehr hohe Effektivität konnte auch für die Kombination von Hypnose mit anderen psychotherapeutischen Verfahren gezeigt werden. So legte Irving Kirsch 1995 eine Metaanalyse vor, bei der

> „Hypnose zusammen mit kognitiv-verhaltenstherapeutischer Behandlung [...] eine doppelte Effektstärke im Vergleich zu kognitiv-verhaltenstherapeutischer Behandlung allein [zeigte]. Ähnliches gilt auch für so genannte psychodynamische, d. h. tiefenpsychologische Behandlungen. Das heißt, wenn man Hypnose einer Behandlung ‚hinzufügt', verdoppelt sich im Durchschnitt der Behandlungseffekt."
>
> (Peter, 2006, S. 98)

Dazu passend wurde in einer „Umfrage unter Hypnotherapeuten (…) der Hypnose zunehmende Beliebtheit bescheinigt, u. a. auch deshalb, weil sie als eine Art Therapiebeschleuniger gilt" (Woitowitz et. al., 1999, zitiert in Revenstorf & Peter, 2009, S. 853).

Weitere Anwendungsgebiete der hypnotherapeutischen Grundprinzipien

Die Prinzipien der Hypnotherapie kommen nicht nur im klinisch-psychotherapeutischen Bereich zur Anwendung, sondern werden auch in anderen Kontexten erfolgreich eingesetzt. Dabei geschieht der Einsatz der Strategien je nach Kontext des Beratungssystems, der Grundqualifikation des Beraters und der Ziele des Klienten in sehr unterschiedlicher Art.

Gemeinsam ist den geschulten Anwendern die Nutzung der hypnosystemischen Kommunikation, die mehr oder minder explizite Nutzung veränderter Bewusstseinszustände (Veränderung des Aufmerksamkeitsfokus, Assoziation / Dissoziation) und der Kontakt mit den unbewussten Potenzialen und dem unbewussten Wissen des Klienten zur Erreichung seiner spezifischen Ziele. Weitere Anwendungsgebiete sind etwa:

- Sport
- (Business-)Coaching
- Schule und Ausbildung (Mentaltraining)
- Gesundheitswesen (z. B. Zahnheilkunde, Psychoonkologie etc.)

Kontraindikationen der Hypnotherapie

Allgemein gelten akute Psychosen, die Borderline-Störung und die histrionische Persönlichkeitsstörung als Kontraindikationen (vgl. Revenstorf & Peter, 2009). Es gibt jedoch auch Kollegen, die auf Basis einer hohen Spezialisierung in diesen Störungsbereichen (erfolgreich) hypnotherapeutisch arbeiten.

Im Praxisalltag kommen bisweilen konkrete Anfragen zu Hypnotherapie von Menschen, die bei sich sexuellen Missbrauch oder andere Traumata vermuten, an die sie sich nicht erinnern können und die sie mittels Hypnose erforschen möchten. Hier gilt: Hypnotherapie ist keine Methode, mit der verdrängte (Kindheits-)Traumata aufgedeckt werden können, da hier die Gefahr von Fehlerinnerungen und induzierten Verzerrungen (sogenannte False-Memory-Effekte) besteht.

Eine passiv-rezeptive Grundhaltung des Klienten ist ebenfalls hinderlich, da sie dem immer noch in der Öffentlichkeit verbreiteten Bild von Hypnose entspricht, nach dem ein mächtiger Hypnotiseur durch heilende Suggestionen direkt das Unbewusste dazu bringt, Heilung oder Veränderungen zu „produzieren", ohne dass der Klient sich aktiv oder selbstwirksam beteiligen muss. Das bedeutet, je größer der Wunsch aufseiten des Klienten nach dieser Art von Hypnose ist, desto weniger ist Hypnotherapie im Erickson'schen Sinne indiziert.

EXKURS

Bühnenhypnose

Auch wenn die wissenschaftliche Anerkennung des Verfahrens Hypnotherapie und eine seriöse Berichterstattung über Hypnotherapie in den Medien helfen, Vorurteile abzubauen, wird Hypnose oft immer noch mit Show- und Bühnenhypnose gleichgesetzt.

Bei diesen Showevents steht die Belustigung und Unterhaltung des Publikums im Vordergrund. Ein charismatischer Bühnenhypnotiseur vermittelt den Eindruck, dass Menschen „in Trance fallen" können und durch spektakuläre Rituale dazu gebracht werden, Dinge gegen ihren Willen zu tun und zu sagen. Da hüpfen Menschen gackernd über die Bühne, vergessen ihren Namen und können plötzlich nicht mehr bis zehn zählen; sie fallen hintenüber und lassen sich steif wie ein Brett über zwei Stühle legen.

Bei diesen Shows handelt es sich vor allem um große Suggestibilitätstests. Anfänglich werden mehrere Personen auf die Bühne gebeten, und es verbleiben dann nur die Personen, die zu den hochsuggestiblen gehören. Ansonsten werden auch sozialpsychologische Mechanismen der sozialen Erwünschtheit wirksam: Wenn man schon die „Ehre“ hat, mitmachen zu dürfen, möchte man sich nicht „zum Affen machen“, indem man sich als nicht hypnotisierbar erweist. So befolgt man lieber die Instruktionen des Hypnotiseurs.

Insgesamt übt Bühnenhypnose durch das Demonstrieren bestimmter Trancephänomene eine große Faszination aus und hinterlässt oft bleibenden Eindruck. Aber sie muss klar abgegrenzt werden von der Nutzung von Trancephänomenen und Tranceprozessen im therapeutischen Kontext der Hypnotherapie. Verständlicherweise reagieren Menschen, die Bühnenhypnose erlebt haben, oft abwehrend auf das Angebot von Hypnotherapie und wollen sich nicht in so einer Form „hypnotisieren“ lassen. Sie befürchten Beschämung, Kontrollverlust und Amnesie.

Es besteht zudem immer die Gefahr, dass der Hypnotiseur Personen auswählt, die in der Vergangenheit traumatische Erlebnisse mit Kontrollverlusterfahrung hatten, welche in der Hypnoseshow reaktiviert und nicht versorgt werden. Daher sind „Unfälle“ bei der Showhypnose eine ernst zu nehmende Gefahr, bei denen hypnotische Phänomene zu psychopathologischen Symptomen werden können, z. B. zu einer Reaktivierung eines Traumas oder zu posthypnotischer Amnesie (vgl. Revenstorf & Peter, 2015).

Teil II

Praktische Grundlagen der Hypnotherapie

6. Hypnotische Sprachmuster

Im Rahmen der Hypnotherapie kommen der Konstruktion und der Wirkung von (Trance-)Sprache und dabei vor allem den indirekten Suggestionen ein besonderer Stellenwert zu. Um die spezifischen Sprachkonstruktionen zu lernen, ist eine Auseinandersetzung mit der modellhaften Zusammenfassung der Sprachmuster Milton H. Ericksons, dem sogenannten Milton-Modell (Grinder & Bandler, 2015), aber auch mit dem inversen Milton-Modell, dem Meta-Modell, sehr hilfreich.

Beide Modelle wurden von John Grinder und Richard Bandler, den Gründern des NLP, zur Beschreibung der Struktur erfolgreicher (therapeutischer) Kommunikation entwickelt, nachdem sie die kommunikativen Techniken Ericksons, aber auch die von Fritz Perls, Virginia Satir und anderen namhaften Therapeuten intensiv studiert hatten.

Die Konstruktion dieser Sprachmuster erscheint mitunter recht theoretisch oder sogar künstlich, dennoch bildet sie die Basis für die hypnotherapeutische Arbeit. Dabei fließen in der Praxis je nach Indikation und Situation immer wieder einzelne Bestandteile dieser komplexen Sprachmuster in die Kommunikation ein.

6.1 Tiefen- und Oberflächenstruktur der Sprache

Milton- und Meta-Modell basieren auf der Annahme, dass unsere Sprache aus einer sogenannten Tiefenstruktur und einer Oberflächenstruktur besteht.

Die Tiefenstruktur entspricht dem, was im NLP oft als „innere Landkarte“ bezeichnet wird, und stellt unsere gesamte innere Repräsentation, unser Modell der Welt dar. Diese unterscheidet sich naturgemäß von der „wirklichen“ Welt und ist geprägt von unseren Einstellungen, unserem Umfeld, unserer Biografie etc. So hat jeder Mensch eine ganz individuelle innere Landkarte.

Eine vollständige und allumfassende Versprachlichung dieser Tiefenstruktur ist unmöglich. So erfolgt im Prozess des Sprechens und Schreibens (auch während des Schreibens dieses Textes) eine Verdichtung der zugrunde liegenden Information durch Tilgungen, Verzerrungen und Generalisierungen.

Das, was nach diesem Verdichtungsprozess letztlich als geschriebene oder gesprochene Sprache an die Oberfläche tritt, wird als Oberflächenstruktur bezeichnet.

In Abbildung 6.1 ist anhand eines einfachen Beispiels dargestellt, wie Verzerrungs-, Tilgungs- und Generalisierungsprozesse während der Versprachlichung von Inhalten aus der Tiefenstruktur wirken.

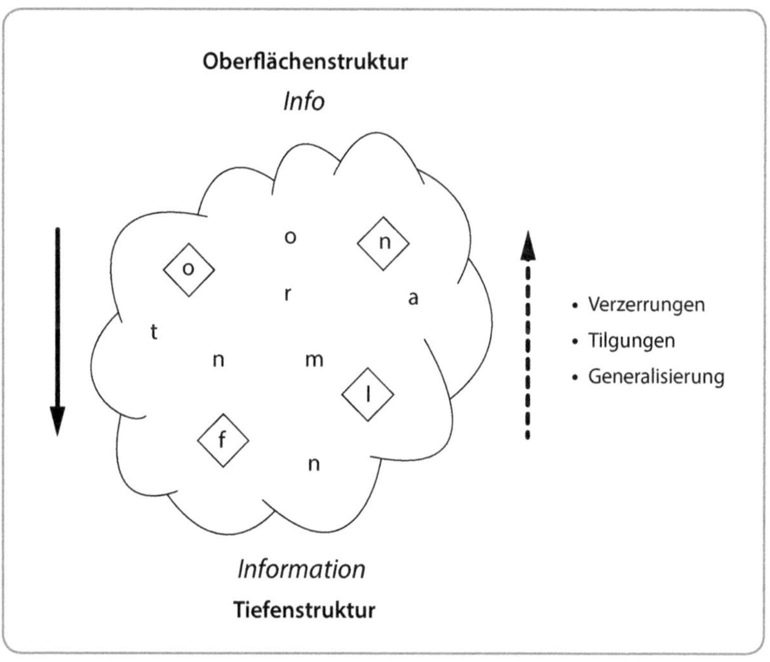

Abbildung 6.1: Tiefen- und Oberflächenstruktur der Sprache

Die „Information" aus der Tiefenstruktur des Sprechers soll hier ausgedrückt werden. Durch die sprachlichen Filterungsprozesse ist es allerdings nur die „Info", die an der Oberfläche zum Ausdruck gebracht wird. Der Zuhörer erhält also eine verkürzte „Information", die „Info", und kann nun, um die fehlende Bedeutung wieder zuzufügen, aufgrund seiner eigenen Erfahrung eine Ergänzung vornehmen (Milton-Modell). In diesem

Fall könnte er z. B. aus den vorhandenen Buchstaben i – n – f – o ein „*infor*mieren“ machen; es könnte aber auch „*einfor*dern“ o. ä. entstehen, sodass die „Info“, die beim Zuhörer ankommt, nur noch wenig mit der Tiefenstruktur des Sprechers gemein hat.

Um die Tiefenstruktur des Sprechers wirklich nachvollziehen zu können, könnte der Zuhörer aber auch sehr konkret mit dem Meta-Modell nachfragen. In diesem Beispiel könnten so die verloren gegangenen Buchstaben und deren korrekte Reihenfolge wieder zugänglich gemacht werden, bis der Zuhörer „Information“ versteht.

Um die Tiefenstruktur (die innere Landkarte) aus der Oberflächenstruktur (dem Gesagten) wieder zugänglich zu machen, bedarf es also eines eigenen Prozesses, in dem die weggelassenen, verzerrten und verallgemeinerten Informationen wieder aufgespürt werden.

In der Alltagskommunikation besteht dieser Prozess häufig mehr in einem „Auffüllen der Lücken“ aus der Tiefenstruktur des Zuhörers als aus einem echten Rückschließen auf die Tiefenstruktur des Sprechers. Vereinfacht ausgedrückt, nutzt der Zuhörer seine eigenen Ideen, Fantasien, Werte etc. und interpretiert diese in das Gehörte hinein. Erzählt z. B. jemand von „schrecklichen Rückenschmerzen“, wird der Zuhörer in seinem eigenen Erfahrungsschatz nach Referenzerfahrungen suchen und vermuten, wie diese Rückenschmerzen wohl beschaffen sein mögen. Oft resultiert aus einem solchen Zuhör- und Interpretationsprozess eine Antwort wie: „Oh ja, das kenn ich, bei mir war es so …!“, ohne dass der Zuhörer sich vorher vergewissert hat, wie, wann und wo genau die Rückenschmerzen sich beim Sprecher bemerkbar machen und was genau er unter „schrecklich“ versteht.

In vielen Fällen führt dies zu einem sehr ökonomischen Prozess der Kommunikation, da ein Gespräch, das sich auf diese Weise vollzieht, schneller ablaufen kann, als wenn der Zuhörer konkret nachfragt: „Wie genau ist das für dich? Woran genau merkst du …? In welchen Situationen genau? Im Vergleich zu was … ?“ usw.

Mitunter kann es jedoch auch zu Missverständnissen kommen, da der Zuhörer mehr mit der eigenen Erfahrungswelt und seiner eigenen Tiefenstruktur beschäftigt ist als mit der Erfahrungswelt des Erzählers. Die Gesprächspartner reden also aneinander vorbei und enden schlussendlich bei einem: „So habe ich das doch gar nicht gemeint!“

Soll die innere Landkarte des Sprechers also adäquat nachvollzogen werden, ist es wichtig, sehr konkret nachzufragen und dabei die eigenen Ideen und Hypothesen möglichst außen vor zu lassen. Dieses genaue Hinhören und Nachfragen kann zum einen für den Zuhörer den Inhalt des Gesagten spezifizieren und damit besser verstehbar machen. Zum anderen führt dieser Prozess beim Sprecher zu einer inneren Exploration und damit zu einer Konkretisierung: Was genau meine ich eigentlich? Was genau fühle ich? Woran genau merke ich, dass ...? Etc.

Es werden also Suchprozesse, die in die Tiefenstruktur des Sprechers hineinreichen, ausgelöst und bisher getilgte, verzerrte und generalisierte Anteile des Gesprochenen wieder zugänglich gemacht.

6.2 Milton- und Meta-Modell der Sprache

Das Milton-Modell der Sprache beschreibt offene, kunstvoll-vage und vieldeutige Sprachkonstruktionen, die sich *absichtlich* Tilgungen, Verzerrungen und Generalisierungen bedienen, aber gleichzeitig spezifisch klingen. Der Zuhörer wird durch diesen Sprachstil angeregt, Informationen und konkrete Inhalte aus seiner eigenen Tiefenstruktur, seiner eigenen Erfahrungswelt, dem Gehörten hinzuzufügen, um es auf diese Art mit Bedeutung zu füllen. Dies führt zu einer erhöhten inneren Aktivität beim Zuhörer, der Anpassungen des Gesagten an seine innere Landkarte vornimmt und fehlende Details entsprechend ergänzt. Dadurch fühlt sich der Zuhörer bei seinem inneren Erleben adäquat begleitet.

Das Meta-Modell der Sprache hingegen beschreibt genau den umgekehrten Prozess und fokussiert auf Details. Dabei geht es darum, von Tilgungen, Generalisierungen und Verzerrungen geprägte Sprachkonstruktionen aufzuspüren und diese durch konkretes Nachfragen aufzulösen bzw. die verborgene Tiefenstruktur wieder zugänglich zu machen.

Das Milton-Modell wird auch als inverses Meta-Modell bezeichnet und andersherum. Beide Kommunikationsmuster wirken auf unterschiedliche Weise tranceinduzierend („weitend" vs. „fokussierend") und werden daher in der Hypnotherapie unterschiedlich genutzt, z. B. um Suchprozesse zu initiieren oder um Problemtrancen zu verändern.

Im gesamten hypnotherapeutischen Prozess findet ein fortlaufender sprachlicher Wechsel zwischen Meta- und Milton-Modell-Formulierungen statt.

Milton-Modell in der Hypnotherapie

Der Einsatz des Milton-Modells ist immer dann sinnvoll, wenn allgemeine Suchprozesse in der „weiten Fläche" der Tiefenstruktur des Klienten ausgelöst werden sollen. Im Rahmen der Hypnotherapie wird das Milton-Modell z. B. zur Einleitung und während expliziter Trancen genutzt, um das individuelle Erleben des Klienten zu fördern. Es eignet sich aber auch, um während eines dialogischen Vorgehens, ohne explizite Tranceinduktion, (innere) Suchprozesse beim Klienten in Gang zu setzen und das unwillkürliche („es-hafte") Erleben zu verstärken. Dieses Vorgehen wird auch als Konversationstrance bezeichnet.

Der Klient wird angeregt, seine Aufmerksamkeit auf die eigene Tiefenstruktur zu richten, dem Gesagten eigene Erfahrungen und Bedeutungen zuzufügen und es damit für sich „passend" werden zu lassen.

Suggestionen, die auf diese Art gegeben werden, bezeichnet man als indirekte Suggestionen *(„... und neugierig sein zu können, ob jetzt oder später die Augen schon das Bedürfnis verspüren, sich schließen zu dürfen")* im Gegensatz zu den konkreten direkten Suggestionen *(„schließen Sie jetzt die Augen")*.

Milton Erickson fasste diese Art der Kommunikation 1967 wie folg zusammen:

> „Hypnose besteht im Wesentlichen darin, dem Patienten Ideen und Einsichten in einer Weise zu kommunizieren, die ihn den mitgeteilten Ideen gegenüber besonders empfänglich macht und ihn deshalb dazu motivieren wird, sein eigenes Körperpotential zu erforschen, um seine psychologischen und physiologischen Reaktions- und Verhaltensweisen zu kontrollieren." (Bandler & Grinder, 2011, S. 188)

Abschnitt 6.4 gibt einen Überblick, wie (Trance-)Sprache in dieser offenen, vagen Art mithilfe der typischen hypnotischen Sprachmuster konstruiert werden kann.

Meta-Modell in der Hypnotherapie

Das Meta-Modell eignet sich für alle Explizierungsprozesse, bei denen konkrete Informationen benötigt werden und ein tiefer gehendes Verständnis von der genauen, persönlichen Bedeutung sinnvoll ist. Dies ist im Rahmen der Hypnotherapie grundlegend: für ein gelingendes Pacing, aber auch zur Exploration des Problem- und Lösungserlebens während der Ziel- und Auftragsklärung und der Ressourcenaktivierung.

Das Meta-Modell kann auch zum Aufspüren von dysfunktionalen Kognitionen und deren Modifikation genutzt werden. Zusätzlich kann es dem Therapeuten dabei helfen, sich wirklich auf die innere Landkarte des Klienten zu konzentrieren und bei dessen Erleben zu bleiben. Dadurch wird der Anteil des „Auffüllens" von Bedeutung aus der eigenen (Therapeuten-) Tiefenstruktur und damit einhergehend auch der Anteil an Deutungen und Interpretationen, die mehr mit dem Therapeuten als mit dem Klienten zu tun haben, gering gehalten. Dies ist eine weitere grundlegende Voraussetzung für ein gelingendes Pacing.

In Kapitel 7 finden sich Beispiele für die Anwendung des Meta-Modells in den verschiedenen Phasen der Hypnotherapie.

6.3 Hauptkategorien zur Konstruktion von Trancesprache

In der Hypnotherapie wird Sprache, in Verbindung mit nonverbalen Techniken, sehr gezielt eingesetzt. Dabei geht es sowohl um ein passgenaues Pacing auf den verschiedenen Ebenen als auch um maßgeschneidertes Leading, das den Klienten in seiner individuellen Entwicklung und Zielerreichung optimal unterstützen soll.

Die Trancesprache nach dem Milton-Modell unterscheidet sich sehr von der Alltagssprache und folgt bestimmten Mustern, die geübt werden müssen, um flexibel eingesetzt werden zu können. Zur gezielten Auseinandersetzung mit der Konstruktion von Trancesprache finden Sie im Folgenden eine Zusammenstellung der acht wichtigsten sprachlichen Techniken. In der Literatur variieren die Begrifflichkeiten und die Anzahl der unterschiedenen sprachlichen Kategorien. Wir beziehen uns hier auf die Einteilung von Bandler und Grinder (2005), nach der über 32 sprachliche Techniken unterschieden werden, die sich in drei Hauptkategorien (Tilgung, Verzerrung, Generalisierung) und fünf weitere Kategorien (Angebot von Alternativen, Einstreuungen, es-hafte Formulierungen, Meta-Kommentare und sprachliche Markierungen) einordnen lassen.

Kategorien zur Konstruktion von Trancesprache

Hauptkategorien

1. Tilgungen
2. Verzerrungen
3. Generalisierungen

Weitere Kategorien

4. Angebot von Alternativen
5. Einstreuungen
6. Es-hafte Formulierungen
7. Meta-Kommentare
8. Sprachliche Markierungen

Für eine gute Übersicht stellen wir zunächst die einzelnen Kategorien vor und veranschaulichen diese dann anhand praktischer Beispiele. Zur weiteren Vertiefung der Thematik sei v.a. auf die Bücher von Bandler und Grinder (u.a. 2005) sowie Cameron-Bandler (2002) verwiesen.

6.3.1 Tilgungen

Im Fall der sogenannten Tilgungen hat der Sprecher seine Aussage um bestimmte Informationen, die für ein vollständiges Verständnis seiner Tiefenstruktur notwendig wären, gekürzt. Das bedeutet, die Oberflächenstruktur, die sich durch das Geäußerte offenbart, umfasst nur den reduzierten Inhalt, und der Hörer muss in einem inneren Prozess die fehlenden Informationen selbst hinzufügen. Dieses „Auffüllen" erfolgt mittels Elementen aus der Tiefenstruktur des Zuhörers, also aus seiner eigenen Erfahrungswelt, und muss nicht zwangsläufig etwas mit der tatsächlich vom Sprecher getilgten Information zu tun haben.

> „Für viele ist es offensichtlich am Anfang gar nicht so einfach, Trancesprache zu konstruieren." – Bereits in diesem kurzen Satz stecken mehrere Tilgungen. So wird nicht gesagt, wer sich hinter „viele" verbirgt. (Kinder, Erwachsene, Männer, Frauen, Therapeuten, Laien ...? Es handelt sich hier also um einen fehlenden Beziehungsindex, s. unten.)
>
> Ebenso wenig erfährt der Zuhörer, was genau mit „offensichtlich" und „gar nicht so einfach" gemeint ist. (In welchen Situationen zeigt sich das? Woran wird das festgemacht? Wie zeigt sich das? Man nennt dies tilgende Vergleiche.)

Im Alltag laufen Tilgungsprozesse unbewusst und automatisch ab, Werbung und Politik hingegen machen sich das Wissen darum ganz bewusst zunutze. Der Zuhörer muss in seiner eigenen inneren Erfahrungswelt, seiner Tiefenstruktur, nach Entsprechungen für die fehlende Information suchen, um einen Sinnzusammenhang herzustellen. Durch diesen Fokussierungsprozess wird für einen Moment die Umgebung ausgeblendet (dissoziiert) und es entsteht, wie von selbst, ein leichter Trancezustand.

Die Tilgungen lassen sich in fünf, sich teilweise überschneidende Kategorien einteilen:

1. Tilgende Adjektive
2. Fehlender Beziehungsindex / unbestimmter Inhaltsbezug / unspezifische Substantive
3. Unspezifische Verben
4. Nominalisierungen
5. Tilgende Vergleiche und verdeckte Bewertungen

Tilgende Adjektive

Die Hauptfunktion von Adjektiven besteht darin, Substantive zu beschreiben, d.h. Lebewesen, Gegenständen, Handlungen oder auch Zuständen eine Eigenschaft zuzuweisen („das schöne Bild"). Diese Zuweisung geschieht zwangsläufig durch eine bestimmte Person. (Wer sagt / urteilt, dass das Bild schön ist? „Sabine findet das Bild schön.")

Bei einem tilgenden Adjektiv können sowohl die beschreibende Person („Das Bild ist schön" statt „Sabine findet das Bild schön") als auch das zu beschreibende Substantiv („das Schöne" statt „das schöne Bild") weggelassen werden.

> „... und es schön sein kann ..." (Was kann schön sein, und wer findet es schön?)
>
> „... und ganz angenehm und ruhig einfach so ..." (Was ist angenehm / ruhig und für wen?)

Hört ein Klient solche Sätze im Rahmen der Hypnose, stellt er sich innerlich (unbewusst) die oben in Klammern stehenden Fragen zum getilgten Substantiv. Der Suchprozess (in der Tiefenstruktur) erfordert eine gewisse Zeit, bis eine subjektiv stimmige Bedeutung des Gehörten entstanden ist. Daher sollte der Therapeut ausreichend Pausen machen und / oder Leerlaufformulierungen (z.B. wörtliche Wiederholungen, bestätigende Formulierungen ohne neuen Inhalt, z. B. „gut so“, „weiter so“, „ganz genau“) unterbringen.

Zur Rapportstärkung und zum guten Pacing des Klienten sollte der Therapeut bereits während der Explorationsphase die Adjektive erkennen und sich merken / notieren, die der Klient selbst (häufig) nutzt, um diese dann später in tilgenden Formulierungen verwenden zu können.

Fehlender Beziehungsindex, unbestimmter Inhaltsbezug und unspezifische Substantive

Bei dieser Form der Tilgung wird ein spezifisches Substantiv („*Peter* wundert sich“) durch ein Pronomen („*Man* wundert sich“) oder ein unspezifisches Substantiv („*Einige Menschen* wundern sich“) ersetzt.

Unspezifische Substantive sind solche, die verschiedene Vorstellungen von dem Benannten erlauben. Damit wird die Information getilgt, um wen / um was genau es sich handelt. Man spricht bei den unspezifischen Substantiven auch von einem fehlenden Beziehungsindex oder einem unbestimmten Inhaltsbezug.

> „... und *man* sich wundern kann ...“ (Pronomen; wer wundert sich und worüber?)
>
> „... und es für *viele* eine erstaunliche Erfahrung ist ...“ (Pronomen; für wen genau?)
>
> „... und *einige Menschen* es ganz besonders angenehm finden ...“ (unspezifisches Substantiv; wer genau?)

Diese Form der Tilgung kann im hypnotischen Kontext sehr hilfreich sein, um direkte Formulierungen mit direkter Anrede („*Sie* wundern sich ...“) durch unspezifische Personenangaben „weicher“ zu machen („und *man* sich manchmal wundern kann ...“).

Dies reduziert die Gefahr, über etwas zu sprechen, was der Klient gerade nicht empfindet oder was für ihn nicht stimmig ist, und damit auch die Gefahr von Widerstand. Durch den fehlenden Beziehungsindex kann der Klient entscheiden, ob er selber gemeint sein möchte oder nicht.

Unspezifische Verben

Verben, die viele Interpretationen der beschriebenen Tätigkeit zulassen, werden als unspezifisch oder unvollständig spezifiziert bezeichnet. Hierbei wird der Ablauf der Tätigkeit mit den ggf. notwendigen Teilschritten getilgt. Zusätzlich fehlt die Information darüber, woran man merken würde, dass die Tätigkeit erfolgt bzw. erfolgreich ist. Die inneren Fragen, die durch unspezifische Verben entstehen, lauten daher v.a. „Wie genau …?“ und „Woran würde ich merken …?“.

> „… tiefer und tiefer in Trance sinken zu können, loslassen zu können und sich vielleicht erlauben zu können, erste Veränderungen wahrzunehmen …“

Unspezifische Verben eignen sich, ebenso wie der fehlende Beziehungsindex, sehr gut, um den Klienten zu pacen. Außerdem ermöglichen sie im Leading, durch die offen formulierten Handlungsanweisungen mögliche Widerstände von vorneherein zu umgehen.

Nominalisierungen

Bei einer Nominalisierung handelt es sich um ein „unechtes“ Nomen (= Substantiv, Hauptwort), da ein Verb (= Tätigkeitswort) oder Adverb zu einem Nomen verwandelt wird. Auf diese Weise wird der Prozess der Tätigkeit getilgt und als abgeschlossenes Ereignis dargestellt. Dies kann man auch als Verzerrung der Wirklichkeit bezeichnen; daher wird die Nominalisierung in einigen Veröffentlichungen den Verzerrungen zugeordnet.

Um ein echtes Nomen von einer Nominalisierung zu unterscheiden, kann man sich die einfache Frage stellen: „Kann ich das anfassen / in die Hand nehmen?“ Echte Nomen kann man anfassen, Nominalisierungen hingegen nicht:

„Ich möchte eine *Wand* streichen“	→	„Wand“ ist ein echtes Nomen, da man eine Wand berühren kann.
„Ich möchte eine *Wandlung* vornehmen“	→	„Wandlung“ ist eine Nominalisierung, da man diese nicht berühren kann.

Nominalisierungen enden häufig auf -ung, -tion, -keit, -tät, -enz, -anz, -tum, -heit.

> „... das *Gefühl* entstehen lassen zu können ...“
>
> „... diese angenehmen *Empfindungen* mehr und mehr Raum einnehmen lassen zu können ...“
>
> „... und die *Neugier* spüren zu können, wie diese wertvollen *Erfahrungen* im Alltag sich zeigen werden ...“
>
> „... die *Entspannung* sich vertiefen zu lassen ...“

Der Verwendung von Nominalisierungen kommt im Rahmen der Trancesprache eine große Bedeutung zu, da der Klient auf der bewussten Ebene die Nominalisierung als echtes Nomen wahrnimmt, auf der unbewussten Ebene aber automatisch eine Bedeutungszuschreibung und die Rückumwandlung in den Prozess / die Tätigkeit vornimmt. Um also z. B. „Entspannung“ sich vertiefen lassen zu können, muss eine Art innerer Abgleich, ein Suchprozess erfolgen: „Wie entspanne ich mich eigentlich?“, „Woran merke ich, dass ich entspannt bin?“, „Wie entspannt bin ich schon?“, „Wo im Körper bin ich entspannt?“ Etc.

Durch diesen Suchprozess entsteht wie von selbst eine hohe Aufmerksamkeitsfokussierung auf „die Entspannung“ und alle damit verbundenen Phänomene.

Durch die Offenheit der Formulierung in Bezug auf das *Wie* reduziert sich die Wahrscheinlichkeit der „Nicht-Passung“ des Gesagten und damit die Wahrscheinlichkeit für Widerstand aufseiten des Klienten.

Zur Konstruktion von Nominalisierungen ist es sinnvoll, vor allem die vom Klienten häufig oder mit besonderer Bedeutung verwendeten Verben zu nutzen (z. B. „Ich möchte mich endlich mal *entspannen* können“ verwandeln in „... neugierig zu sein, wie Entspannung entstehen kann“).

Tilgende Vergleiche und verdeckte Bewertungen

Bei Vergleichen werden Adjektive (z. B. entspannt) im Komparativ (endet auf -er) oder Superlativ (endet auf -ste / -sten), also den Steigerungsformen, benutzt. Getilgt wird dabei die Information, auf wen oder was sich der Vergleich bezieht:

> „... und Sie sich noch entspann*ter* fühlen können ...“ (Entspannter als wer oder was?)
>
> „... und es am angenehm*sten* sein kann ...“ (Im Vergleich zu was?)

Verdeckte Bewertungen finden sich oft in Adjektiven, Adverben oder einer Zusammensetzung aus beiden. Hierbei wird die Information getilgt, im Vergleich zu wem oder was und auf welcher Grundlage die Bewertung stattfindet. Ebenso erfolgt eine Tilgung in Bezug auf die Person, die die Bewertung abgibt:

> „... und es ganz *offensichtlich* ist, dass ihre Augenlider schon jetzt schwerer werden ...“
> (Für wen ist es offensichtlich? Woran wird das festgemacht?)
>
> „... und *erstaunlicherweise* für viele Menschen Entspannung etwas ganz Natürliches ist ...“
> (Wer sagt, dass das erstaunlich ist? Was daran ist erstaunlich?)
>
> „... und *bekanntlich* so eine kleine Auszeit am Tag sehr wohltuend ist ...“
> (Für wen ist das bekannt? Ist das wirklich so?)
>
> „... Sie machen das *sehr gut*, noch sehr viel besser als letzte Woche“
> (Bewertung und Vergleich gemischt; woran wird festgemacht, dass das sehr gut ist? Wie zeigt sich das? Wer urteilt, dass es besser als letzte Woche ist?)

Das im letzten Beispiel dargestellte positive Urteil über den aktuellen inneren Prozess des Klienten führt dazu, dass dieser sich unterstützt fühlt und den Eindruck bekommt, „alles richtig zu machen“, was im Sinne des Pacings sehr wertvoll ist. Auch in der verkürzten Form („genau“, „gut so“, „weiter so“ etc.) können diese positiven Urteile immer wieder im Sprachfluss der Hypnoseanleitung eingebaut werden und so den Prozess des Klienten wohlwollend begleiten.

Tilgende Vergleiche und verdeckte Bewertungen sind sich sehr ähnlich und werden oft, wie im letzten Beispiel, gemeinsam genutzt.

Beide Formulierungen können das Pacing und Leading verstärken sowie die Ratifikation (vgl. Kap. 3.3) unterstützen.

Wenn z. B. der Therapeut wahrnimmt, dass der Klient die Augen nur noch mit Mühe geöffnet halten kann, könnte er dies pacen: „... und *offensichtlich* Ihre Augenlider schon jetzt das Bedürfnis haben, sich zu schließen.“ Damit paced der Therapeut zum einen seine Beobachtung der „Verfassung“ des Klienten, die dieser ja selbst in irgendeiner Weise spürt (die Augen werden schwer), zum anderen enthält die Formulierung ein Leading in Richtung Lidschluss.

6.3.2 Verzerrungen

Als Verzerrungen werden Sprachkonstruktionen bezeichnet, die zwar grammatikalisch korrekt sind, aber inhaltlich keinen logischen (Sinn-)Zusammenhang aufweisen. Im NLP werden Verzerrungen daher auch semantische Fehlgeformtheiten (Grinder & Bandler, 2015) genannt.

Inhaltliche Verzerrungen können zum Beispiel entstehen, wenn der Sprecher etwas ohne vorherige Prüfung als Tatsache annimmt oder impliziert oder wenn Dinge gleichgesetzt und in Zusammenhänge gebracht werden, die eigentlich nichts miteinander zu tun haben. Diese Sprachkonstruktion entspricht in besonderer Weise der Trancelogik (vgl. Kap. 3.2). Ein Beispiel:

> „Und obwohl es für viele Therapeuten offensichtlich am Anfang gar nicht so einfach ist, Trancesprache zu konstruieren, entwickelt sich gleichzeitig schon das Gefühl, wie nützlich es sein wird, diese anzuwenden."

Neben den bereits genannten Tilgungen enthält dieser Satz nun auch einige Verzerrungen.

So impliziert die Formulierung „am Anfang", dass es eine Veränderung geben wird: „Nur am Anfang ist es schwer, später nicht mehr" (Vorannahme).

Zusätzlich wird die anfängliche Schwere der Konstruktion von Trancesprache durch das Wort „gleichzeitig" im Rahmen einer pseudologischen Verknüpfung (Pseudokausalität, vgl. Kap. 6.3) mit der Nützlichkeit der Anwendung in Verbindung gebracht (man könnte sich fragen: „Was hat das eine mit dem anderen zu tun?").

Des Weiteren wird die Annahme, dass sich ein Gefühl entwickelt, als Tatsache formuliert und nicht als Annahme oder Vermutung. Man spricht in diesem Zusammenhang auch von einer Setzung. Diese Form der Verzerrung nennt man auch Gedankenlesen, da der Sprecher diese vermeintliche Tatsache gar nicht nachprüfen oder nachvollziehen kann. Er kann nicht wissen, ob und welches Gefühl sich beim anderen entwickeln wird.

Eine weitere Vorannahme findet sich in der Formulierung „*wie* nützlich es sein *wird*" (vgl. Prior, 2009a). Hier wird postuliert, dass (nicht ob) es nützlich sein wird. Es bleibt nur die (innere Frage) offen, auf welche Art genau die Nützlichkeit sich zeigen wird.

Im Rahmen der Trancesprache machen wir uns Verzerrungen hauptsächlich zunutze, um Pacing- und Leading-Aussagen im Sinne einer Pseudokausalität miteinander zu verbinden und dadurch die Leading-Aussage zu verstärken. Außerdem werden diese Pseudokausalitäten zur Konstruktion von posthypnotischen Suggestionen (S. 153), für Zeitprogression (S. 127) und als Konfusionstechnik, die wir später noch vorstellen werden, verwendet.

Verzerrungen werden in fünf Kategorien unterteilt:
1. Gedankenlesen
2. Verknüpfungen (Pseudokausalität, Bindeworte und Overlapping)
3. Bewusst-unbewusst-Dissoziationen
4. Vorannahmen
5. Verletzungen der Selektionsbeschränkung/metaphorische Sprachmuster

Gedankenlesen

Beim Gedankenlesen werden unspezifische Verben (s. o.) mit allgemeinen Erlebniszuständen oder dem Erleben des Klienten verbunden, das gerade (z. B. physiologisch) mit hoher Wahrscheinlichkeit da sein muss. Die Verzerrung besteht darin, dass der Sprecher letztlich nicht wirklich wissen kann, was beim Klienten gerade genau passiert, dies aber als Vorannahme, als Setzung, *dass* es passiert, formuliert.

> „... und es mit der Zeit sein kann, dass die Augenlider schwerer und schwerer werden und das Bedürfnis haben, sich schließen zu dürfen, während Sie sich vielleicht fragen, woher ich das wissen kann ...“ („Ja, stimmt, die Augenlider werden schwerer ... aber woher weiß der Therapeut das?“)
>
> „... und Sie vielleicht einerseits noch über unser Gespräch von eben nachdenken und andererseits schon beginnen können, diese angenehme Ruhe im Raum zu spüren ...“ („Woher weiß der Therapeut, dass ich noch über das Gespräch nachdenke? Wenn er das schon weiß, dann wird der Rest von dem, was er sagt, wohl auch stimmen ...“)
>
> „... und Sie sich vielleicht wundern können, wie es möglich ist, so rasch in eine so tiefe Trance zu gehen ...“ („Oh ja, ich wundere mich tatsächlich ...“)

Das Gedankenlesen wird hauptsächlich zum Pacing von inneren Zuständen genutzt, von denen der Therapeut annehmen kann, dass sie in bestimmten Momenten vorhanden sind bzw. vorhanden sein *müssen*, wie

z. B. die Schwere der Augenlider, die entsteht, wenn man lange einen Punkt fixiert. In diesem Sinne kann das Gedankenlesen als Yes-Set genutzt werden, das dazu führt, dass der Klient innerlich „Ja, genau so ist das bei mir" sagen kann und sich auf diese Weise gut begleitet und verstanden fühlt. Dies erhöht die Wahrscheinlichkeit, dass der Klient den mit den Pacing-Aussagen verknüpften Leading-Angeboten (vgl. Pseudokausalität) innerlich folgen und mit Suchprozessen in der suggerierten Richtung reagieren wird. Daher kann das Gedankenlesen auch gut zur Tranceinduktion und -vertiefung genutzt werden.

Verknüpfungen

Pseudokausalität

Kausale (A verursacht B), zeitliche (A vor B) und konditionale Zusammenhänge (wenn A, dann B) sowie Gleichsetzungen (A ist gleich B) zwischen zwei oder mehr Dingen werden sprachlich durch bestimmte Bindeworte (z. B. und, weil, da, während) zum Ausdruck gebracht.

Eine Pseudokausalität, also eine logische Verzerrung der eigentlichen Zusammenhänge, liegt dann vor, wenn verschiedene Sachverhalte durch die Nutzung von Bindeworten in einen Ursache-Wirkungs-Zusammenhang gebracht, gleichgesetzt oder auf irgendeine andere Art miteinander verknüpft werden, die eigentlich nichts miteinander zu tun haben.

> „... und *während* Sie sich vielleicht im Moment noch fragen können, wie das mit dieser Trance funktionieren soll, Sie *gleichzeitig* schon erste Veränderungen spüren können ..."
>
> „... und gerade *weil* Ihre Augen noch geöffnet sind, Sie sich *währenddessen* besonders gut erlauben können, den Blick sich richten zu lassen auf die inneren Vorgänge ..."

Während der Tranceinduktion können Pseudokausalitäten vorrangig zum Leading in Richtung vertieftem Trancezustand genutzt werden. Dann wird die Pacing-Aussage A, die sich auf das bereits vom Patienten gezeigte Verhalten bezieht, mittels Bindewort verknüpft mit Leading-Aussage B, die das Verhalten / Erleben beinhaltet, das angestrebt wird.

> „... und *während* Sie auf diesem Stuhl sitzen, Sie *jetzt schon* ganz tief durchatmen können, und *sobald* Sie in Trance sind, Sie wahrnehmen können, wie die Entspannung wie von selbst sich vertieft ..."

Bindeworte

Typische Bindeworte für Pseudokausalitäten sind: da, damit, darum, weil, während, je – desto, und, genauso wie, bevor, um, gleichzeitig, währenddessen, im Anschluss, nachdem, sobald, woraufhin, oder, aber, wenn, indem, obwohl, dadurch usw.

Diese Bindeworte werden häufig mit Verben verknüpft, wie z. B.: bewirken, verursachen, führen zu, auslösen, fördern, machen, zur Folge haben, erfordern, verstärken, erzeugen, schaffen, bei etwas helfen, ermöglichen, entstehen.

Overlapping

Pseudokausalitäten werden auch beim sogenannten Overlapping z. B. zur Ressourcenaktivierung oder zur Vertiefung eines inneren Erlebens genutzt. Hierbei werden innere und äußere Erfahrungen auf allen Sinneskanälen angesprochen (Pacing der offensichtlichen oder berichteten Empfindungen, Leading zu den Empfindungen, auf die das Erleben ausgeweitet werden soll) und überlappend miteinander verknüpft.

> „… und *während* Sie im außen die Bewegung der Blätter im Baum vor dem Fenster *sehen* können, Sie *gleichzeitig* vielleicht das Ticken der Uhr im Hintergrund und den Klang meiner Stimme *hören* und *währenddessen* vielleicht bereits *spüren* können, wie der Körper auf eine angenehme Weise sich jetzt schon ruhiger *fühlen* kann und dieser angenehme Zustand *gleichzeitig* vielleicht auch mit einem bestimmten *Geruch* oder *Geschmack* verbunden sein kann …"

Durch diese Overlapping-Formulierungen spürt der Klient den Wahrnehmungen auf den einzelnen Sinneskanälen (vgl. VAKOG) nach. Dies führt dazu, dass aus einer reinen Vorstellung eine innere Erfahrung mit Erlebensqualität entsteht. Das sprachliche Muster ist dabei wie folgt:

> „… und während Sie sehen, was hören Sie, und während Sie hören, was fühlen Sie, und während Sie fühlen, was riechen Sie, und während Sie riechen, was schmecken Sie …" und so weiter.

Bewusst-unbewusst-Dissoziationen

Eine besondere Form der Pseudokausalität sind die sogenannten Bewusst-unbewusst-Dissoziationen. Hierbei werden Aussagen, die sich auf das bewusste und das unbewusste Denken / Erleben / Verstehen beziehen, durch Bindewörter miteinander verknüpft:

Dein Bewusstes	Verbindungswort	Dein Unbewusstes
analysiert	während	intuitiv aufnimmt
hört meine Worte	und	tut etwas anderes
ist daran interessiert, eine Sache zu lernen	und	ist daran interessiert, was relevant ist
hat vielleicht Zweifel	und gleichzeitig	viel Neues beginnt
kategorisiert	bevor	den Kontext versteht
denkt an eine Sache	genauso wie	an vielem gleichzeitig arbeitet
ist am Aktuellen interessiert	und	schaut in die Zukunft
wundert sich vielleicht	während	so viele Lernerfahrungen, Ressourcen und Träume erinnert
tut wenig, das sehr interessant ist	während	in Richtung Ziel geht
lässt sich leicht ablenken	obwohl	gerade viel lernt
orientiert sich auf den aktuellen Moment	während	in deinem eigenen Interesse funktioniert
denkt nur an Trancetiefe	während	eigene Ideen hat, was Du brauchst
kann spazieren gehen	um	spielerisch arbeiten zu lassen

Tabelle 6.1: Pseudokausale Verbindung von Bewusstem und Unbewusstem (übersetzt und modifiziert nach Lankton & Lankton, 1983, S.147)

Die in Tabelle 6.1 genannten Beispiele können beliebig miteinander kombiniert werden und müssen im Sinne der Trancelogik weder inhaltlich noch grammatikalisch richtig sein. Gerade deshalb, weil sie es nicht sind, fördern sie sogar die Konfusion und damit das Entstehen von Tranceprozessen.

Die Begriffe „Bewusstes“ und „Unbewusstes“ können im Sinne des Pacings und der Vorannahmen und Einstellungen des Klienten bei Bedarf ersetzt werden durch Begriffe wie „ein Teil von Ihnen“ – „ein anderer Teil von Ihnen“ o. ä. Durch diese Formulierungen entsteht zum einen ein Ursache-Wirkungs-Zusammenhang im Sinne einer Pseudokausalität, zum anderen erfolgt gleichzeitig eine Aufspaltung in bewusste und unbewusste innere Anteile des Klienten (sowohl Ressourcen- als auch Symptomteile, vgl. S. 150), die es ihm erlaubt, eine Art zweigleisiges Denken / Fühlen und Handeln entstehen zu lassen, bei dem scheinbar unvereinbare innere Prozesse plötzlich gleichzeitig möglich werden.

Diese Art der Sprachkonstruktion eignet sich z. B. hervorragend im Rahmen einer Tranceinduktion, wenn gerade ein Wechsel aus der „normalen“ Gesprächssituation erfolgt ist oder man z. B. vom Klienten weiß, dass dieser der Trancearbeit sehr skeptisch gegenübersteht oder ganz bestimmte Erwartungen hegt.

„... und *während* Ihr *bewusstes Denken* vielleicht noch mit dem einen oder anderen aus unserem Gespräch beschäftigt ist, *Ihr Unbewusstes* schon längst mehr als nur begonnen haben kann, eigene innere Wege zu gehen ...“

„... und *während ein Teil von Ihnen* vielleicht *noch Zweifel hat*, ob das jetzt schon eine richtige Trance ist oder woran überhaupt Sie das jetzt schon merken können, *ein anderer Teil von Ihnen* schon jetzt *viel Neues lernt* und so viele Ressourcen erinnert ...“

Vorannahmen

Unter Vorannahmen (sogenannte Präsuppositionen) versteht man implizite Voraussetzungen, die erfüllt sein müssen, damit eine getätigte Aussage stimmt. Diese speisen sich oft aus inneren Wertevorstellungen, Glaubenssätzen, Vorstellungen und Erwartungen, werden aber nicht explizit benannt, sondern implizit vorausgesetzt und vom Sprecher behandelt, als würde es sich um allgemeingültige Tatsachen handeln. Im Sprachgebrauch werden Vorannahmen häufig durch Warum-Fragen (oder Varianten: „Wie kommst du zu der Aussage, dass ...“ etc.) bewusst gemacht.

Im Rahmen der hypnotischen Sprache machen wir uns Vorannahmen zunutze, indem wir Dinge implizieren und davon ausgehen, dass der implizite Anteil der Aussage vom Unbewussten automatisch als wahr behandelt und entsprechend umgesetzt wird.

> „... mich würde interessieren, was aus unserer letzten Stunde für Sie am hilfreichsten war."
> (Implikation: Es waren mehrere Dinge hilfreich; „ob" etwas hilfreich war, wird hier nicht mehr infrage gestellt, vgl. Prior, 2009a.)

Vorannahmen lassen sich über viele unterschiedliche Konstruktionen sprachlich umsetzen.

So kann es z. B. im Rahmen eines Temporalnebensatzes zur Bildung einer zeitlichen Vorannahme kommen:

> „*Bevor* Sie heute in Trance gehen, nehmen Sie sich erst mal Zeit, anzukommen."
> (Implikation: Sie werden heute in Trance gehen.)

Der Einsatz von Ordinalzahlen eignet sich ebenfalls gut für Implikationen:

> „... und wenn Sie das *zweite* oder *dritte Mal* in der nächsten Zeit die Veränderung spüren werden, dann ..."
> (Implikation: Sie werden Veränderungen spüren; die Aussage setzt voraus, dass die Veränderung schon mindestens einmal spürbar war.)

Ähnlich wie der Einsatz von Ordinalzahlen funktioniert die Verwendung von Worten, die Wiederholungen ausdrücken:

> „Wenn Sie morgen *erneut* diesen angenehmen Zustand spüren werden ..."
> (Implikation: Sie werden diesen Zustand spüren; außerdem setzt auch diese Aussage voraus, dass der Zustand bereits spürbar gewesen ist.)

Geeignete Worte können u. a. sein: „auch", „wieder(-)", „ebenfalls".

Neben Worten, die Wiederholungen ausdrücken, können auch Worte, die zeitliche Veränderungen beschreiben bzw. beinhalten, sehr hilfreich sein:

> „... und wenn Sie *anfangen*, diese neuen Wege zu gehen ..."
> (Implikation: Sie werden neue Wege gehen, und dies wird erst der Anfang eines Prozesses sein.)

Solche Worte sind beispielsweise: beginnen, fortfahren, noch mehr.

Auch negative Formulierungen können Verwendung finden, wenn ihre Konstruktion gut durchdacht ist. So eignen sich z. B. Negativfragen gut zum Aufbau eines Yes-Sets und zur Trancevertiefung:

„... und *ist es nicht schön,* auf so einfache Art in Trance gehen zu können?"

(Implikation: Der Klient geht in Trance, und es ist einfach für ihn, in Trance zu gehen.)

Grundsätzlich eignen sich „Nicht"-Formulierungen im Sinne von scheinbaren Verneinungen gut, um beim Gegenüber das Gegenteil des Gesagten zu bewirken:

„... und es für diese Art der Arbeit gar *nicht nötig* ist, in einen tiefen Trancezustand zu gehen ..."

(Implikation: Der Klient geht in eine Trance, es ist nur eine Frage der Tiefe. Gleichzeitig wirken solche Formulierungen als eingestreute direkte Suggestionen, *„in einen tiefen Trancezustand zu gehen"*.)

Diese verschiedenen Formen der Vorannahmen lassen sich untereinander gut kombinieren und zu kurzen Formulierungen, aber auch ganzen Texten zusammenstellen.

Bei dem oft verwendeten „noch nicht" wird eine scheinbare Verneinung mit einem Wort (noch) verknüpft, das eine zeitliche Veränderung beinhaltet (vgl. Prior, 2009a):

„... und es *noch nicht nötig* ist, in einen tiefen Trancezustand zu gehen ..."

(Implikation: Der Klient geht in Trance, und er wird – später – auch in einen tiefen Trancezustand gehen.)

„... und es *noch nicht möglich* erscheint, die Lösung spüren zu können ..."

(Implikation: Jetzt noch nicht, aber später wird es so sein.)

Verletzungen der Selektionsbeschränkung / metaphorische Sprachmuster

Unter Selektionsbeschränkung versteht man die grammatikalischen Regeln, die vorgeben, wie verschiedene sprachliche Elemente syntaktisch korrekt miteinander kombiniert werden können. Sind die Selektionsbeschränkungen verletzt, wird z. B. ein Verb so verwendet, dass die Aussage in der Realität nicht prüfbar bzw. verfremdet ist. Daher spricht man in diesem Zusammenhang auch oft von „Fantasien". Auch der Gebrauch von sprachlichen Bildern und Metaphern (vgl. Abschn. 6.5) und der sog. Stellvertretertechnik (vgl. Abschn. 6.4) fallen unter diese Kategorie.

> „... und Ihr *Körper* sich *freuen* kann über diese kleine Auszeit." (Ob der Körper sich wirklich freuen kann, ist in der Realität nicht prüfbar.)
>
> „... und Sie sich so *gut fühlen* können *wie der Fisch im Wasser*, zur genau richtigen Zeit am richtigen Ort ..." (Es ist nicht prüfbar, ob ein Fisch sich gut fühlen kann.)

Im hypnotherapeutischen Kontext regt diese sprachliche Konstruktion den Klienten dazu an, logische Grenzen zu überschreiten und den Aussagen einen eigenen Sinn zu verleihen. Sie eignen sich daher v. a., um Suchprozesse in den verschiedenen Stadien der (Trance-)Arbeit anzuregen. Die Trancelogik erleichtert diese Suchprozesse, da die Realitätskriterien, die im Wachzustand erfüllt sein müssen, weitgehend unbeachtet bleiben.

Bei dieser Technik sollte darauf geachtet werden, Formulierungen inhaltlich positiv zu gestalten und so, dass sie mit dem Weltbild des Klienten vereinbar sind. Besonders gut eignen sich auch hier Formulierungen, die der Klient im Gespräch selbst verwendet hat. Diese können wörtlich gespiegelt oder in einen anderen Sinnzusammenhang gebracht werden. Die Äußerung des Klienten (z. B. „Ich wünsche mir wirklich manchmal, so ein Leben zu haben wie mein Hund, einfach rumliegen und nichts tun") kann vom Therapeuten im Rahmen einer späteren Trance aufgegriffen werden: „... und man sich auch wirklich manchmal wünschen kann, mal nichts tun zu müssen ... und es sich einfach so mal gut gehen zu lassen, so wie der Hund, der einfach rumliegt, nichts tut und sich vielleicht denkt ‚wie schön, dass ich gerade nichts tun muss; die anderen rödeln um mich herum, und ich kann hier liegen und mich ausruhen und alles beobachten und das Rumliegen genießen, einfach so ... und wenn ich nachher Lust habe, ich immer noch aufstehen kann und dann viel ausgeruhter weitermachen ..."

6.3.3 Generalisierungen

Der sprachliche Prozess der Generalisierung beruht auf der Eigenschaft des Menschen, Dinge und Erfahrungen nach Oberkategorien, Gemeinsamkeiten oder Mustern zu ordnen. Durch diesen automatischen Kategorisierungsprozess werden spezifische Informationen, die Unterschiede bilden würden, getilgt (daher ist bei den Generalisierungen die Überschneidung mit dem Bereich der Tilgungen groß). Die Art und das Ausmaß der vorgenommenen Differenzierungen oder Generalisierungen hängen von unseren persönlichen Vorerfahrungen, unserer Art zu denken, aber auch unserer Sozialisation und unserem Kulturkreis ab. Generalisierungen erlauben es uns, „kurz und knapp" mit unserem Gegenüber zu kommunizieren. Dabei merken wir oft gar nicht, dass wir generalisieren, oder wir gehen davon aus, dass der andere schon verstehen wird, was ich meine. Ein Beispiel: „Wenn ein Hund kommt, wechsele ich die Straßenseite, denn Hunde beißen." Bei dieser Aussage werden Hunde und die Gefahr, dass sie beißen, generalisiert. Dies geschieht durch Tilgung verschiedener Informationen, z. B. ob derjenige, der die Aussage getroffen hat, auch bei einem Welpen die Straßenseite wechseln würde oder bei einem dreibeinigen, zahnlosen Dackel, der von seinem Herrchen getragen wird. Hauptsächlich in Generalisierungen zu denken (und zu sprechen) ist typisch für Menschen, die an einer psychischen Erkrankung leiden (vgl. Beck, 1976). Im Rahmen einer kognitiven Therapie und durch Meta-Modell-Fragen werden diese Generalisierungen aufgelöst und die Spezifität der Erfahrung wieder zugänglich gemacht.

Hypnotherapeutisch machen wir uns Generalisierungen aktiv zunutze, um das Vertrauen des Klienten in seine eigenen inneren Prozesse und das darin verborgene Potenzial zu stärken. Außerdem lassen sich Generalisierungen gut im Rahmen des Pacings nutzen, um Tranceprozesse zu erleichtern und zu vertiefen und als Auslöser für posthypnotische Suggestionen zu fungieren.

Bei den Generalisierungen lassen sich drei Kategorien unterscheiden, die nachfolgend erläutert werden:

1. Universelle Quantifizierungen
2. Modaloperatoren
3. Truismen

Universelle Quantifizierungen

Im Fall der universellen Quantifizierungen werden Wörter benutzt, die keinen spezifischen Beziehungsindex haben (vgl. Tilgungen, Kap. 6.3) und gleichzeitig keine Ausnahme zulassen. Auf diese Art wird der Eindruck vermittelt, die Aussage würde universell gelten.

> „... und es *passiert* immer wieder, dass man glaubt, *niemand* würde es sich erlauben, einfach so, am helllichten Tag eine Auszeit zu nehmen ..."

Auf diese Art kann man z. B. Vorannahmen oder Glaubenssätze des Klienten pacen (in diesem Fall, dass es nicht in Ordnung ist, sich am helllichten Tag zu entspannen und eine Auszeit zu nehmen). Gleichzeitig werden durch die Formulierung im Klienten Suchprozesse ausgelöst. Es wird auf Ausnahmen und Unterschiede fokussiert: Ist das wirklich *immer* so? Darf sich wirklich *niemand* am helllichten Tag eine Auszeit gönnen?

Auch als Auslöser für posthypnotische Suggestionen eignen sich universelle Quantifizierungen gut:

> „... und *jedes Mal*, wenn Sie merken werden, wie das alte Muster auftaucht, Sie *voll und ganz* spüren werden, wie automatisch das Neue beginnt ..."

Hier wird eine generelle Kopplung des Auslösereizes mit der neuen Reaktion postuliert, und der Klient begibt sich auf innere Suchprozesse sowohl nach dem Auslöser als auch nach der postulierten Reaktion, wodurch deren Auftretenswahrscheinlichkeit erhöht wird.

Modaloperatoren

Als Modaloperatoren (MO) bezeichnet man Hilfsverben, die den Inhalt eines anderen Verbs verändern und dadurch Ge- bzw. Verbote aufstellen. Man unterscheidet Modaloperatoren der Notwendigkeit, wie z. B. müssen, sollen, dürfen, und Modaloperatoren der Möglichkeit, wie können, wollen, mögen, dürfen. Die Verwendung dieser Hilfsverben lässt darauf schließen, welchen Geboten und Zwängen ein Individuum sich unterworfen fühlt, aber auch, welche Möglichkeiten und Grenzen derjenige für sich sieht. Diese Information kann im Rahmen des Pacings z. B. einengender Grundstrukturen, aber auch für weitere Interventionen zum Lockern von Glaubenssätzen und zum Weiten der selbst gesetzten Grenzen genutzt werden. Außerdem eignen sich diese Verben (v. a. die MO der Möglichkeit) aufgrund ihres erlaubenden, viele Wahlmöglichkeiten und wenig Widerstandsfläche bietenden Charakters hervorragend zur Konstruktion indirekter Suggestionen.

„... und manchmal *muss* man einfach nur neugierig sein, um sich überraschen lassen zu können."

„... und es gar *nicht* sein *muss*, sich jetzt schon tief entspannt zu fühlen."

„... und Sie ganz gespannt sein *dürfen*, welcher Finger zuerst sich bewegt."

„... und Sie sich vielleicht jetzt schon fragen *können* ..."

„... und wenn Sie *möchten*, Sie jetzt schon beginnen können, sich angenehm zu entspannen."

In Kombination mit Universalquantoren (auch Umfassungswörter genannt: alle, keine, jeder, sämtliche, nirgends, niemals, nichts) eignen sich die Modaloperatoren besonders gut als Anker für die Wirkung posthypnotische Suggestionen:

„... und *jedes Mal*, wenn Sie dieses Unwohlsein spüren, werden Sie sich daran erinnern *können*, wie angenehm und wohlig sich dieses neue Gefühl ausbreiten kann."

Truismen

Bei Truismen (engl. *true* = wahr) handelt es sich um Verallgemeinerungen im Sinne von nicht überprüfbaren und damit nicht widerlegbaren Wahrheiten. Oft sind es Aussagen, die man als Floskel, Gemeinplatz oder auch als Selbstverständlichkeit beschreiben kann und die ohne konkreten Beziehungsindex formuliert werden. Dadurch wird beim Zuhörer eine allgemeine Zustimmung erreicht, auch wenn dieser die Aussage (bisher) vielleicht nicht zutreffend fand.

„... und jeder (s)eine ganz eigene Art hat, in Trance zu gehen."

„... und das Unbewusste ganz viel neue Ideen haben kann."

„... und auf so einer Liege man sich ganz bequem einrichten kann."

Truismen erzeugen ein Yes-Set beim Zuhörer und lassen sich sehr gut im Rahmen des Pacings und Leadings während einer Tranceinduktion und zur Trancevertiefung nutzen. Aber auch um Suchprozesse in innere Erfahrungsräume anzustoßen, sind Truismen gut geeignet.

6.4 Weitere Kategorien

Angebot von Alternativen

Im Rahmen des Pacings und Leadings werden verschiedene Alternativen des inneren und äußeren Verhaltens eines Klienten benannt und zur (inneren) Auswahl unterbreitet. Durch das Abdecken aller Möglichkeiten ist das, was der Klient fühlt, denkt, tut und erlebt, immer „richtig". Dies stärkt den Rapport und erzeugt Vertrauen in die eigenen Fähigkeiten.

> „... und Sie mit geschlossenen oder geöffneten Augen in Trance gehen können oder auch erst die Augen geöffnet haben und dann schließen können oder *umgekehrt, ganz so, wie Sie mögen.*"
>
> Eine ähnliche Wirkung hat die Verwendung des Worts „vielleicht":
>
> „... und der Körper sich *vielleicht* wärmer oder auch kälter anfühlen kann oder sich das Gefühl im Körper *vielleicht* kaum verändert."

Auch die für die Trancesprache typischen Begriffszusammensetzungen wie „warme Kühle", „kühle Wärme", „schwere Leichtigkeit" oder „leichte Schwere" können dieser Kategorie zugeordnet werden.

Scheinbar unvereinbare Gegensätze, die im normalen Wachzustand auf Widerstand stoßen würden, pacen im Rahmen einer Trance(-einleitung) die inneren Erfahrungen, die der Trancelogik unterliegen. So werden alle Wahrnehmungsmöglichkeiten sprachlich abgedeckt und dem Klienten zur Auswahl angeboten. Gleichzeitig können diese Formulierungen und das tatsächliche Erleben der scheinbaren Gegensätze (man fühlt tatsächlich eine schwere Leichtigkeit) auch der Ratifikation des Trancezustands dienen.

Das Anbieten von zwei (oder mehr) Alternativen suggeriert ein scheinbar offenes Angebot an den Klienten. Scheinbar deshalb, da letztlich nur Alternative A oder Alternative B (oder X) zur Auswahl stehen und nicht das „ob überhaupt" (in diesem Sinne handelt es sich hierbei um Implikationen, vgl. S. 85 f.).

> „... und *Ihre rechte oder Ihre linke Hand* langsam beginnen kann, leichter zu werden."
>
> „... und Sie *im Sitzen oder im Liegen oder auf eine andere Art* in Trance gehen können ..."

Auf diese Weise lassen sich direkte Suggestionen („Sie gehen in Trance“ oder „eine Hand wird leichter“) indirekt formulieren und erzeugen beim Gegenüber das Gefühl von Wahlfreiheit und damit wenig Widerstand. Diese Technik lässt sich auch den Einstreuungen zuordnen, auf die im Folgenden näher eingegangen wird.

Einstreuungen

Bei den Einstreuungen handelt es sich um direkte Suggestionen, die in einem (indirekten) mehr oder weniger bedeutungsvollen Trägertext, der wie ein Klangteppich wirkt, „verpackt“ werden. Auf diese Weise empfindet sie der Zuhörer als wenig direktiv. Dies erhöht die Bereitschaft, die als Angebot verstandenen Suggestionen ohne Widerstand direkt ins Unbewusste vordringen zu lassen und dem Leading zu folgen.

Einstreuungen können auf viele unterschiedliche Arten vorgenommen werden. Eine Möglichkeit ist die bereits oben beschriebene Suggestion von zwei Alternativen.

Eine weitere Möglichkeit stellen eingebettete / offene Fragen dar, die vom Gegenüber nicht einfach nur mit einem Ja oder einem Nein beantwortet werden können, sondern eine bestimmte Reaktion, ein Verhalten auslösen. Man spricht in diesem Zusammenhang auch von Konversationspostulaten.

„Können Sie mir sagen, wie spät es ist?“ wäre ein typisches Beispiel aus dem Alltag. Auf diese Frage wird eine Reaktion, nämlich die Nennung der Uhrzeit erwartet. Die meisten Menschen werden entsprechend reagieren, tun sie es nicht und antworten z. B. einfach mit einem Ja, würde der Fragende dies als Affront auffassen.

Die innere Bereitschaft, auf solche Fragen mit einer Reaktion zu antworten, können wir uns im Rahmen der Trancesprache zunutze machen. Da die Fragen sehr indirekt klingen, lösen sie beim Gegenüber wenig Widerstand aus und führen rasch zu Suchprozessen und weiteren inneren Reaktionen.

> „… und können Sie Ihre Augen starr auf diesen einen Punkt richten?“ („Richten Sie die Augen auf den Punkt!“)
>
> „… und können Sie sich erlauben, innerlich auf die Suche nach passenden Erfahrungen zu gehen?“ („Gehen Sie auf die Suche nach Erfahrungen!“)

„... und ich weiß nicht, ob Sie jetzt schon erinnern können?" („Erinnern Sie sich!")

„... und ich frage mich, ob Sie sich jetzt schon erlauben können, einen angenehmen Trancezustand entstehen zu lassen." („Lassen Sie Trance entstehen!")

„... und man sich manchmal auch fragen, wie genau das jetzt funktioniert." („Fragen Sie sich, wie es funktioniert!")

Auch eingebettete positive wie negative „Kommandos" („Nicht"-Formulierungen) eignen sich gut, um direkte Suggestionen indirekt wirksam werden zu lassen:

„... und manchmal sagt man vielleicht zu sich: *‚Nimm dir mehr Zeit für dich!'*"

„... und ich ganz sicher bin, bald schon werden Sie überrascht sein, wenn Sie feststellen, *es geht Ihnen besser.*"

„... und Sie mir im Moment gar nicht *aktiv und bewusst zuhören* müssen ..."

„... und ich möchte nicht, dass Sie jetzt schon *in eine tiefe Trance gehen* ..."

Einstreuungen können auch durch Worte vorgenommen werden, die eine doppelte Bedeutung haben bzw. die durch besondere Betonung eine doppelte Bedeutung erhalten:

„... und Sie *aktiv* (ak-tief) und *intuitiv* (intui-tief) in Trance gehen können ..." (tief in Trance gehen).

„... und am dritten *Geburtstag* (Geburts-Tag) diese große Freude ..." (im Rahmen der Altersregression bei einer Schwangeren während der Geburtsvorbereitung).

„... und man manche Themen erst *be-greifen* muss, um sie wirklich *begreifen* zu können."

Eine weitere Möglichkeit, um Einstreuungen vorzunehmen, sind die sogenannten verlorenen Zitate. Dabei handelt es sich um Zitate, die einen Auftrag einbetten. Hier kann beispielsweise auf Fallgeschichten, Zitate von Kollegen oder auch auf Sprichwörter und Redensarten zurückgegriffen werden, um die direkte Suggestion darin unterzubringen:

„Erickson sagte zu einem Studenten: *Sie werden erst dann wirklich Bescheid wissen, wenn Sie alles gründlich geübt haben.*"

„Ein Klient sagte einmal zu mir: *Nur wenn es sich gut anfühlt, dann ist es auch gut!*"

„Und sagt man nicht landläufig *‚Wo ein Wille ist, ist auch ein Weg*'?"

Als Trägertexte für Einstreuungen eignen sich außerdem Geschichten, Bilder und Metaphern sehr gut (vgl. Trenkle, 2012). Hierbei kann im Sinne eines guten Pacings z. B. mit einer Metapher begonnen werden, die der Klient selbst im Vorfeld verwendet hat. Leading-Angebote in Richtung Veränderung oder Auslösen von Suchprozessen können dann in diese eingewoben werden.

Stellvertretertechnik

Ein Spezialfall der Einstreuungen ist die sogenannte Stellvertretertechnik. Dabei wird stellvertretend für den Klienten ein Bild / eine Metapher / eine Figur genutzt, die den Klienten und seine Gefühle, sein Verhalten, seine Einstellungen, seine Wünsche etc. symbolisieren, ohne dass dies expliziert wird. Auf diese Art kann der Klient erste Erfahrungen mit Erlebnisinhalten (z. B. Gelassenheit, Leichtigkeit, Selbstvertrauen) machen, die ihm sonst nicht zugänglich sind oder die er (noch) nicht zulassen kann.

So könnte der Therapeut beispielsweise über Möwen sprechen und darüber, wie diese sich im Wind tragen lassen:

> „... dabei lassen sich die Möwen voll Vertrauen tragen von etwas, was man nicht sieht ... vom Wind ... ***sie*** *lassen sich* voll Vertrauen *tragen*, auch wenn das, was ***sie*** trägt, nicht sichtbar ist ... und in diesem Getragensein sich einfach frei und gelöst (...) zu fühlen."
>
> (Bongartz & Bongartz, 2000; S. 201, Hervorhebung durch die Autorinnen)

Durch den sprachlichen Wechsel zwischen „die Möwen" und „sie" wird dem Klienten die Identifikation erleichtert, und die Aussagen über die Möwen werden zu direkten Suggestionen, die in einem indirekten Trägertext untergebracht sind.

Tomaten Joe

Eines der eindrücklichsten Fallbeispiele zu dieser speziellen Technik stammt von Milton Erickson und ist unter dem Namen „Tomaten Joe" bekannt geworden.

Erickson wurde zu einem Patienten, Joe, gerufen, der Blumenzüchter und -händler war und der sich im finalen Stadium einer Krebserkrankung befand. Ihm war eine bösartige Wucherung im Gesicht entfernt und ein Luftröhrenschnitt gemacht worden, sodass er sich nur schriftlich mitteilen konnte. Er litt, trotz hochdosierten Morphiumpräparaten und Sedativa, unter starken Schmerzen und hatte bereits aufgrund der Medikation Vergiftungserscheinungen. Er war im Krankenhaus und dort unruhig, aggressiv und verärgert, dass man ihm nicht wirksam helfen konnte, und bereits das Wort Hypnose rief bei ihm Ablehnung hervor. Erickson willigte nur widerstrebend ein, den Patienten zu behandeln, weil der die Situation für aussichtslos hielt. Er entschied sich aufgrund Joes Aversion gegenüber Hypnose für das indirekte Vorgehen mittels einer langen, beiläufigen Trägergeschichte über Tomatenpflanzen. Sie ist im Folgenden verkürzt wiedergegeben. Die eingestreuten Suggestionen sind kursiv gedruckt:

> „Nun, während ich spreche, und ich kann das *in aller Ruhe,* möchte ich, dass Sie *mir in aller Ruhe zuhören,* während ich über eine Tomatenpflanze rede. (...) Und bald wird die Tomatenpflanze irgendwo eine Knospe haben, auf dem einen oder anderen Zweig (...) – ich frage mich, ob Tomatenpflanzen *wirklich fühlen, Joe, eine Art von Wohlgefühl spüren.* Sie wissen, Joe, eine Pflanze ist etwas Wunderbares, und *es ist so angenehm, so erfreulich,* wenn man in der Lage ist, über eine Pflanze so zu denken, als wäre sie ein Mensch. Ob solche Pflanzen *angenehme Gefühle haben, ein Gefühl des Wohlbefindens* (...). Mir gefällt der Gedanke, die Tomatenpflanzen *kennen die Fülle des Sichwohlfühlens jeden Tag. Sie wissen, Joe, einfach einen Tag nach dem anderen,* was die Tomatenpflanze betrifft. So machen es alle Tomatenpflanzen.“
>
> (Rossi, 1998, S. 352–353)

Diese Sequenz, während der Joe in eine „somnambule Trance“ fiel, dauerte insgesamt mehrere Stunden und wurde durch einige Unruhereaktionen von Joe unterbrochen, die Erickson auf die Intoxikation durch die Schlafmittel zurückführte. Sie reichte aus, um Joe für die restliche Zeit seines Lebens (einige Monate) von seinen schweren Schmerzen zu befreien. Joe verließ einige Tage später das Krankenhaus und war sehr glücklich, dass er bei seiner Familie sein konnte. Sogar sein allgemeiner körperlicher Zustand besserte sich kurzzeitig. Gelegentlich noch auftretende Schmerzattacken konnten mit niedrig dosierter Medikation gut kontrolliert werden.

Erickson selber kommentierte diese Behandlung so:

> „Joe war nicht wirklich interessiert an den ebenso sinnlosen wie endlosen Bemerkungen über Tomatenpflanzen. Er wollte von seinen Schmerzen befreit werden, er wollte sich wohl fühlen, wollte Ruhe, Schlaf. Das war es, worum Joes Gedanken vor allem kreisten, was emotional sein größter Wunsch war. Es war für ihn eine zwingende Notwendigkeit, in meinem Geschwätz etwas zu finden, das für ihn einen Wert hatte. Dieser erwünschte Wert war da, so (...) dass Joe ihn buchstäblich nehmen konnte, ohne es zu merken.“
>
> (Rossi, 1998, S. 354)

Es-hafte Formulierungen

Bei den sogenannten es-haften Formulierungen handelt es sich meist um Infinitive, bei denen das Substantiv und damit der Beziehungsindex getilgt und zusätzlich eine Nominalisierung verwendet wird.

> „... und *Entspannung entstehen zu lassen* ..."
>
> „... und neugierig *sein zu können,* wie angenehm dieses *Gefühl* sich ausbreiten kann."
>
> „... und der Hand *erlauben zu können,* auf eine ganz eigene Art *Bewegung entstehen zu lassen.*"

Durch diese besondere Art der indirekten Formulierungen wird unwillkürliches, es-haftes Erleben (im Sinne von „es entsteht", vgl. S. 36) im Gegensatz zu willkürlich hervorgerufenem (im Sinne von „ich mache", „ich entspanne mich jetzt") angeregt.

So spricht eine direkte Suggestion („Sie entspannen sich") eher willkürliches Erleben an. Mit der Formulierung „und Sie Entspannung entstehen lassen können" wird bereits ein autonomerer und unwillkürlicherer Prozess impliziert, allerdings wird die Person immer noch direkt angesprochen und bleibt daher auch willkürlich aktiv.

In der indirekten Formulierung „und es so angenehm sein kann, Entspannung sich entwickeln zu lassen ..." kommt letztlich das „es-hafte" Erleben zum Ausdruck. Der Klient kann sich sozusagen innerlich zurücklehnen und das angenehme Gefühl autonom und unwillkürlich entstehen lassen.

Auf diese Art konzipierte indirekte Suggestionen haben die Eigenheit, dass man ihnen sozusagen nicht widersprechen kann (vgl. Truismen), was die Entstehung von Widerstand („Das stimmt so nicht!", „Bei mir ist das anders") von vornherein vermindert und den Rapport zwischen Hypnotherapeut und Klient stärkt. Bei den Formulierungen ist darauf zu achten, dass der Patient nicht direkt angesprochen wird („Sie machen ...") und die Äußerungen so vage gehalten werden, dass der Klient „mit seinem Erleben nicht in Widerspruch zu den Äußerungen der Therapeutin gelangt" (Bongartz & Bongartz, 2000).

Diese Formulierungen eignen sich zur Einleitung und Vertiefung eines Trancezustands, der mehr den unwillkürlich entstehenden Prozessen als den willkürlich intendierten entspricht. Daher eignet sich diese Sprachform auch besonders zur Unterstützung jeglicher ideodynamischer Prozesse (vgl. Kap. 7.6).

Meta-Kommentare

Meta-Kommentare sind Kommentare zur aktuellen Kommunikation und Situation, die vom Therapeuten in den Trancetext eingebettet werden. Sie eignen sich vor allem zum Pacing von innerem Erleben (z. B. Zweifeln), welches der Therapeut gerade beim Klienten vermutet. Dieses Erleben könnte zu einer Störung des Rapports führen, würde der Therapeut es unkommentiert lassen. Dabei geht es in der Hypnotherapie an dieser Stelle nicht um eine Explizierung oder Klärung dieser Vorgänge. Sie sollen im Rahmen des Pacings und zur Rapportstärkung nur angesprochen und damit als „normal" und „völlig in Ordnung" markiert werden.

> „Nun, während ich spreche, (...) möchte ich, dass Sie mir in aller Ruhe zuhören, während ich über eine Tomatenpflanze rede. *Darüber zu reden ist ja eine komische Sache.*" (Erickson in: Rossi, 1998, S. 354)
>
> „... und *man sich schon fragen kann,* wie eine solch kleine Übung tatsächlich zum Erfolg im Alltag beitragen kann."
>
> „... und es schon *eine komische Idee sein kann,* dass sich eine Hand wie von selbst in die Luft heben kann, und *man sich* auch wirklich *fragen kann,* warum überhaupt das wie von selbst passieren sollte."

Sprachliche Markierungen

Alle bereits benannten Sprachmuster können durch sprachliche Markierungen ergänzt werden. Durch sie ergeben sich weitere Möglichkeiten der mehrdeutigen Kommunikation.

So verwendet man z. B. beim sogenannten *analogen Markieren* nonverbale (Mimik, Gestik, Körperhaltung etc.) und paraverbale (z. B. Lautstärke, Betonung, Sprechgeschwindigkeit) Aspekte, um ein bestimmtes Wort oder eine bestimmte Wortfolge hervorzuheben.

Bei einem *eingebetteten Kommando* (direkte Suggestion) wird z. B. der Satzteil, der das Kommando enthält, in einer anderen Tonhöhe und Lautstärke gesprochen als der Rest des Satzes.

Eingestreute Suggestionen in Bezug auf ein bestimmtes Thema können z. B. immer „frontal" zum Klienten gesprochen werden, während andere Textteile eher links (oder rechts) an ihm vorbei gesprochen werden.

Auch Begriffe mit doppelter Bedeutung können durch besondere Betonung (z. B. verschiedene Tonhöhe oder Richtung des Sprechens) sprachlich markiert werden, sodass die Einstreuungen wirksam werden.

Der Einsatz von unterstreichender und verstärkender Gestik und Mimik des Therapeuten (z. B. beim Begriff „Leichtigkeit“ eine leichte Bewegung mit der Hand zu machen oder mit freundlichem Lächeln den Kopf leicht zu bewegen) fällt in diese Kategorie.

> „Erickson benutzte minimale Hinweise, um Kommunikationsebenen, auf denen er arbeitete, fein zu unterscheiden. Oft erzählte er Geschichten und richtete dabei seine Stimme auf den Boden, während er die Reaktionen seiner Gesprächspartner unauffällig aus dem peripheren Gesichtsfeld beobachtete [vgl. Technik des defokussierten Sehens]. Die Wirkung dieser Technik bestand darin, dass die Patienten seine Stimme als inneren Dialog wahrnehmen konnten. Oder wenn er zu einer Gruppe sprach, konnte er den Ort seiner Stimme verändern, um eine Botschaft, die einer bestimmten Person galt, für diese Person zu markieren.“
>
> (Zeig, 2005, S. 102)

6.5 Metaphern und Geschichten

Die Verwendung von Metaphern und Geschichten hat in der Hypnotherapie eine lange Tradition. Diese geht auf Ericksons Grundidee zurück, dass Kommunikation zum Zweck therapeutischer Veränderung nicht unbedingt direkt und transparent sein muss. Ausgehend von seinem kunstvollen Einsatz indirekter Kommunikationsmuster und der damit verbundenen Mehrebenenkommunikation werden Metaphern und Geschichten auch heute noch vielfältig eingesetzt, um relevante Informationen beiläufig zu vermitteln, Suchprozesse in Gang zu setzen und Veränderungs- und Lösungsideen anzustoßen.

Bei einer Metapher (griechisch μεταφορά = „Übertragung“, von *metà phérein* = „anderswohin tragen“) handelt es sich um eine rhetorische Figur, bei der ein Wort nicht in seiner wörtlichen, sondern in einer übertragenen Bedeutung gebraucht wird, und zwar so, dass zwischen der wörtlich bezeichneten Sache und der im übertragenen Sinne gemeinten eine Beziehung der Ähnlichkeit besteht.

Handelt es sich bei Metaphern meist eher um spezifische / kurze Bilder oder Analogien, so werden diese, wenn sie zu einer Geschichte werden, in einen größeren Zusammenhang gestellt und weisen eine Handlung mit einem Verlauf auf, der oft eine Pointe, einen Wechsel der Handlung beinhaltet.

Der Einsatz von Metaphern und Geschichten bietet im therapeutischen Gespräch, aber auch im Rahmen formaler Trancen vielfältige Möglichkeiten, „über das Problem zu reden, ohne über das Problem zu reden“. Dabei erleichtert das metaphorische Vorgehen den Zugang zum intuitiven Wissen und regt die Fantasie an. Lösungsmöglichkeiten, die dem rationalen Verstand nicht zugänglich sind oder diesem gar unmöglich erscheinen, können entstehen. „Metaphern sind demnach Bindeglied zwischen sprachlicher und nichtsprachlicher, zwischen bewusster und unbewusster Informationsverarbeitung“ (Revenstorf & Peter, 2009, S. 233).

Struktur von Metaphern

Grundsätzlich können unterschieden werden:

- Metaphern, die bereits spezifische Ideen für den Klienten beinhalten, die unterschwellig wirksam werden sollen (vgl. Kap. 4.4.4, Seeding) und z. B. metaphorische Problemlösestrategien darstellen,
- unspezifische Metaphern, die eher Suchprozesse „in die Breite und die Tiefe“ beim Klienten auslösen sollen.

Je nach Struktur kann eine Metapher dabei eher „statisch“ sein und ein Symbol für das Problem des Klienten oder dessen Lösung darstellen (wie z. B. ein Fels in der Brandung). Sie kann aber auch bereits „dynamisches“ Veränderungspotenzial beinhalten (wie z. B. ein Stausee, der sich immer weiter füllt, bis der Damm irgendwann bricht = das Wasser sucht sich neue Wege [vgl. Bongartz & Bongartz, 2000]).

Dem gemeinsamen Finden und dem „Maßschneidern“ von (strukturell) passenden Metaphern kommt im Rahmen der Hypnotherapie große Bedeutung zu.

Einsatz von Metaphern

Metaphern können zur Vermittlung von psychoedukativen Elementen genutzt werden.

Der metaphorische Umgang mit einem Thema stellt sozusagen eine Stellvertretertechnik dar. Lesen Sie dazu folgendes Beispiel:

> Therapeut zu einem übergewichtigen Klienten, der eine Gewichtsreduktion wünscht:
>
> „... und ich weiß nicht, ob Sie schon mal ein übergewichtiges Reh in freier Wildbahn gesehen haben? (...) Sie haben im Verlauf des Lebens den Zugang zum natürlichen Sättigungsgefühl, das von Geburt an bei jedem Lebewesen vorhanden ist, verloren. Sie können sich überraschen lassen, woran sie/Sie merken, dass sie/Sie wieder auf ganz natürliche Art wahrnehmen, wann sie/Sie satt sind und wann sie/Sie Hunger haben und was sie/Sie wirklich brauchen und was nicht."

Es ist im weiteren Verlauf nicht klar, ob über Rehe oder den Klienten gesprochen wird (sie/Sie). Auf diese Art gewinnt der Klient psychoedukative Einsichten in die Dynamik des Problems und mögliche Lösungsansätze, ohne dass direkt über ihn selbst gesprochen wird. Widerstand entsteht erst gar nicht, da eine Distanzierung („Es geht ja gerade gar nicht um mich, sondern um die Tiere") bei gleichzeitiger Identifizierung („Ich kann mich vergleichen mit diesen Tieren") für den Klienten möglich ist.

Metaphern können aber auch als Ressourcen genutzt und mittels Ressourcentransfer und Zeitprogression in Problemsituationen übertragen werden:

> „Wie würde es sich auf Ihr Essverhalten auswirken, wenn Sie etwas mehr von diesen Rehen *(Tierbild des Klienten nutzen)*, die so gut spüren können, was *sie/Sie* brauchen und was *sie/Sie* nicht brauchen, in der Situation verfügbar hätten, wenn Ihre Hand automatisch nach den Chips greift?"

Diese und ähnliche Fragen können dabei sowohl im therapeutischen Gespräch gestellt als auch im Rahmen formaler Trancen weiter vertieft werden, z. B. indem der Klient sich in einer Trance in das Reh „hineinversetzt" und sich mehr und mehr mit dessen (für den Klienten hilfreichen) Erleben und Verhalten identifiziert.

Grundsätzlich können neben „selbst erdachten" Geschichten und (anonymisierten) Fallgeschichten auch alle bekannten oder erfundenen Geschichten zum Einsatz kommen. Als Fundus für Hypnotherapeuten eignen sich dabei z. B. die Geschichtensammlungen aus *Tausendundeine Nacht* oder der Gebrüder Grimm genauso wie Kindergeschichtenbücher oder die verschiedenen Bücher mit Trancegeschichten (z. B. Wilk, 2014; Bökmann, 2013). Im Sinne eines guten Pacings und der Ressourcenaktivierung kann der Therapeut auch den Klienten bitten, eigene Bücher und Geschichten mitzubringen oder von der Lieblingsgeschichte, dem Lieblingsmärchen / der Lieblingsmärchenfigur oder dem Lieblingsfilm zu berichten.

Zur Vertiefung der Konstruktion und Nutzung klientenspezifischer Metaphern und Geschichten empfehlen wir Trenkles Buch *Dazu fällt mir eine Geschichte ein* (2012).

Embedded metaphors

Eine über die bereits beschriebenen Anwendungsformen hinausgehende Nutzung stellen sogenannte Schachtelgeschichen (bzw. eingebettete Metaphern, engl.: *embedded metaphors,* Lankton & Lankton, 1983) dar. Dabei werden mehrere Geschichten / Metaphern, die nichts miteinander zu tun haben müssen, ineinander geschachtelt und abwechselnd erzählt.

Nachfolgend wird ein exemplarischer Ablauf erläutert und in Abbildung 6.2 grafisch dargestellt. Der Therapeut beginnt (nach einem entsprechenden Pacing und ggf. einer formalen Tranceinduktion, A1) z. B. mit einer Geschichte B1, lässt diese aber unvollendet und wechselt, ggf. nach dem Einsatz einer Konfusionsmetapher, zu einer anderen Geschichte C1, die ebenfalls unvollendet bleibt. Darauf folgt Geschichte D, die als Metapher für die Veränderung fungiert und komplett erzählt wird. Es schließt sich wiederum der fehlende Teil von C2 an ggf. die zweite Hälfte der Konfusionsmetapher, abgerundet von dem noch fehlenden Teil der Geschichte B2 und der Reorientierung A2 (vgl. Abb. 6.2). Diese Technik kann hier nur übersichtsartig dargestellt werden, daher verweisen wir zur Vertiefung auf das Buch *Die Löwengeschichte* von Bernhard Trenkle (2013).

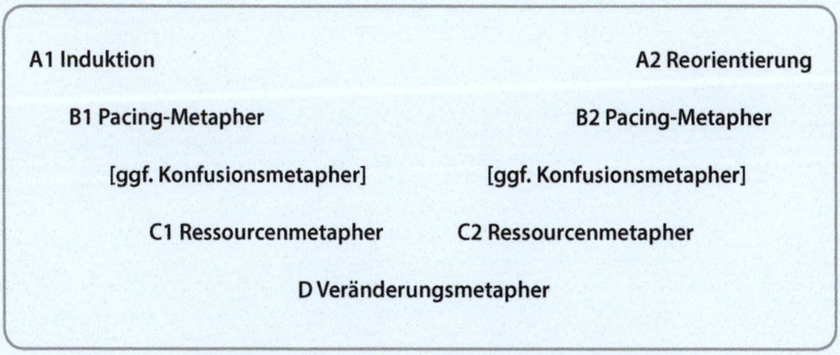

A1 Induktion	**A2 Reorientierung**
B1 Pacing-Metapher	**B2 Pacing-Metapher**
[ggf. Konfusionsmetapher]	**[ggf. Konfusionsmetapher]**
C1 Ressourcenmetapher	**C2 Ressourcenmetapher**
D Veränderungsmetapher	

Abbildung 6.2: Struktur eingebetteter Metaphern (nach Lankton & Lankton, 1983, und Trenkle, 2013)

Diese Erzählstruktur von Schachtelgeschichten bzw. zum Einbetten von Metaphern geht auf Milton Erickson zurück und wird als strukturierte Amnesie bezeichnet. Durch die Schachtelung, das „An-Erzählen“ und die abrupten Themenwechsel entsteht eine massive Überladung des bewussten Denkens und daraus wiederum eine Konfusion. Während das Denken noch mit der einen Geschichte beschäftigt ist, beginnt schon die nächste und dann wieder die nächste. Von A nach D wird das Denken also über die raschen Wechsel der Aufmerksamkeit zunehmend überfordert, sodass mit hoher Wahrscheinlichkeit Teile des Erzählten amnestisch werden, v. a. die unter D eingeführte Metapher.

Dabei handelt es sich um eine vorübergehende Amnesie, ähnlich dem Vorsatz, jemanden anzurufen, der vorübergehend vergessen wird, weil es an der Tür geklingelt hat. Später, etwa beim Anblick des Telefons oder bei der Erwähnung des Namens der Person, die man anrufen wollte, erinnert man sich wieder daran. Auf diese Weise werden auch Teile der verschachtelten Geschichte amnestisch, wirken aber trotzdem im Unbewussten weiter und werden erinnert und in (neue) Sinnzusammenhänge gesetzt, wenn der Klient in entsprechende Situationen kommt („Ach stimmt, das ist ja so wie bei dem Löwen in der Geschichte“).

Die Technik der eingebetteten Metaphern kann sehr gut im Rahmen formaler Tranceinduktionen eingesetzt werden und um Suchprozesse beim Klienten in Gang zu setzen, ohne dass diese „zerredet“ werden. Daher eignet sich diese Technik auch für Klienten, die auf bewusster Ebene schon alles durchdacht haben, denen bewusst bereits klar ist, was sie tun oder unterlassen sollten, um ihr Problem zu lösen, die aber bisher trotzdem (oder gerade deshalb) ihr Problem nicht lösen konnten.

7. Ablauf und Methoden einer Hypnotherapie

Wir beschreiben im Folgenden den exemplarischen Ablauf und die wichtigsten Bestandteile einer Hypnotherapie sowie spezifische hypnotherapeutische Techniken. Diese Darstellung dient als Anregung zur eigenen Gestaltung – als solche sind auch die Praxisbeispiele zu verstehen – und nicht als statisches Manual.

Vor dem Hintergrund der individuellen Therapeutenpersönlichkeit sowie der jeweiligen therapeutischen Grundausrichtung und Spezialisierung lässt sich hypnotherapeutisches Wissen sehr unterschiedlich in die psychotherapeutische Arbeit integrieren. Entscheidend ist, dieses Wissen an den jeweiligen Klienten und seine Ziele individuell anzupassen, da die Prozessorientierung im Vordergrund steht.

Die einzelnen Stadien der Hypnotherapie, wie sie im Folgenden aufgeführt werden, sind ebenfalls als modellhafte Darstellung zu verstehen. Im Therapieverlauf können sich die Inhalte häufig parallel entwickeln. Einzelne Elemente lassen sich in verschiedene Stadien der Therapie integrieren. Zum Teil greift man sie, je nach Passung, Situation und Ziel, flexibel wieder auf oder vertieft sie. Das folgende Ablaufmodell ist angelehnt an Revenstorf (2011) und Lankton & Lankton (1983).

Ablauf	Methoden / Inhalte
Rapportgestaltung	verbal, paraverbal, nonverbal
Vorbereitung	Vorgespräch Auftragsklärung Ressourcenaktivierung
Tranceinduktion	Orientierung auf Trance Selbsthypnosetechniken Induktionsrituale Außerkraftsetzung gewohnter Schemata und Glaubenssysteme; Aufbau der Bewusst-unbewusst-Dissoziation

Ablauf	Methoden / Inhalte
Vertiefung des Trancezustands	Ratifizierung Fraktionierung
Therapeutische Nutzung	Fördern eines therapeutischen Lernkontexts Ressourcenaktivierung Ressourcentransfer Symptombefragung Affektbrücke Regression Vertragsarbeit Assoziation – Dissoziation Externalisierung der Symptome über Teilearbeit Metaphern und Geschichten Reframing Ankertechniken Progression Techniken für bestimmte Anwendungsgebiete
Ausleitung aus der Trance / Exduktion	posthypnotische Suggestion (Transfer in den Alltag) evtl. Bahnung der nächsten Trance evtl. Amnesie-Suggestion Reorientierung
Nachgespräch	weitere Ratifizierung der Trance (z. B. Feststellung von Zeitverzerrung)

7.1 Das Vorgespräch

Aufklärung über die Methode Hypnotherapie

Klienten kommen häufig mit sehr hohen Erwartungen zur Hypnotherapie, oft auch, nachdem sie schon Erfahrungen mit anderen Therapierichtungen gemacht haben. Sie beschreiben Auslösereize, die unangenehme Erinnerungen reaktivieren und damit zu einer Problemtrance führen. Diese Klienten bringen schon ein kognitives Verständnis für ihr Symptom mit und haben bereits Bewältigungsstrategien erlernt oder Deutungen vorgenommen. Dieses kognitive Wissen alleine hat jedoch nichts an ihrer Befindlichkeit bzw. ihrem Problem geändert. Subjektiv steht ihnen nur das Repertoire an problematischen Verhaltensweisen zur Verfügung. Die Ressourcen von heute sind nicht abrufbar.

Unabhängig davon, ob Klienten schon Therapievorerfahrungen gemacht haben oder nicht, sind auch besondere (Heils-)Erwartungen mit der Hypnotherapie verbunden („Da hilft nur noch Hypnose!").

Wie bei jedem Therapieverfahren ist eine realistische Aufklärung über das Verfahren und seine Möglichkeiten im Rahmen einer Psychoedukation notwendig. Im Sinne des Utilisationsansatzes ist es hilfreich, die Erwartungen und Widerstände des Klienten aufzunehmen und Unrealistisches zu korrigieren.

Am Beispiel einer Angsterkrankung wird nun exemplarisch ein informatives Vorgespräch dargestellt.

BEISPIEL

Was ist Hypnotherapie?

KLIENT: „Was erwartet mich in einer Hypnotherapie?"

THERAPEUT: „In der Hypnotherapie arbeiten wir mit sogenannten Trancezuständen. Wir definieren Trance als Zustand fokussierter Aufmerksamkeit, d. h., dass Sie Ihre Aufmerksamkeit einem bestimmten inneren Erleben zuwenden, während Dinge, die im außen natürlich noch jederzeit wahrnehmbar sind, zeitgleich in den Hintergrund treten. In Trance ist der Zugang zu Ihren Ressourcen erleichtert. So können Sie Trancezustände nutzen, um neue Möglichkeiten zu schaffen, implizites Wissen für Probleme oder Symptome zugänglich zu machen, die sich mit Ihrem bewussten Denken bisher nicht haben lösen lassen.
Wobei wir in der Hypnotherapie nicht davon ausgehen, wie Sie das vielleicht erwarten, dass Trance ein Zustand völliger Losgelöstheit ist, in dem Suggestionen gegeben werden und dann Dinge passieren, an die Sie sich hinterher nicht erinnern. Sondern unser Ziel ist es, Ihnen auch Wege für ein eigenes emotionales und körperliches Verständnis aufzuzeigen, mit denen Sie sich vom Therapeuten unabhängig machen, und die Sie immer dann, wenn Sie sie im Alltag brauchen, selber abrufen und herstellen können."

Das Prinzip der Unwillkürlichkeit

THERAPEUT: „Sie haben mir berichtet, dass Sie immer wieder diese Angstzustände haben. Sie waren mittlerweile beim Arzt, nehmen Medikamente. Entspannungsverfahren haben Sie auch schon gelernt und finden dennoch keine Lösung. Mich würde interessieren, wie Sie das eigentlich machen."

KLIENT: „Was machen?"

THERAPEUT: „Na ja, sich in diese Zustände zu begeben?"

KLIENT: „Wie jetzt? Das mache ich doch nicht, das passiert einfach."

THERAPEUT: „Aha – *es* passiert von selbst, genau. Und genau das ist das Problem, das Sie haben. Sie können Ihr Erleben im Moment noch nicht bewusst selbst steuern. Es tritt außerhalb Ihrer willkürlichen Kontrolle auf. Ich finde es nur allzu verständlich, dass Sie gerne Einfluss und Kontrolle haben wollen über die Dinge, die Sie tun und erleben.
Und das ist genau das, worum es in der Hypnotherapie geht. Sie sagen: ‚Es passiert mir. Ich habe keinen Einfluss.' Und mein Ansatz ist es, mit Ihnen herauszufinden, wie Sie es erreichen können, dass Sie wieder Einfluss erleben. Dafür ist es mir wichtig, mit Ihnen herauszufinden, wann und wo Ihr Erleben, das nun zum Symptom geworden ist, in irgendeiner Form Sinn macht oder zumindest einmal Sinn gemacht hat, den Sie bisher aber noch nicht erkennen."

Symptom als Lösung

THERAPEUT: „Meine Erfahrung ist, dass das Symptom von heute, das Sie als quälend und unkontrollierbar erleben, in seiner Entstehungszeit, als das damals losging, Sinn gemacht hat. Und dass es einen Teil in Ihnen gibt, der helfen wollte.
Und Sie sind jetzt überrascht und denken, das kann nicht sein. In der Regel ist es aber so, dass Angst eine Funktion hat. Und zwar, dass sie vom Neandertaler an eine Energiebereitstellungsreaktion war, die uns das Überleben gesichert hat. Das heißt, wenn der Säbelzahntiger kam, musste man kämpfen oder flüchten, wahlweise sich totstellen. Ihr Körper stellt also in Situationen, die er für herausfordernd hält, plötzlich wie von selbst Energie bereit, um Sie handlungsfähig zu machen. Sie wissen aber gar nicht warum und wie Sie diese Energie einsetzen sollen.
Um auf Ihre Frage zurückzukommen: Wobei ich Sie unterstützen kann, ist, Kontakt zu der Seite in Ihnen aufzunehmen, die damals, als es losging, helfen wollte, und gemeinsam herauszufinden, welche Optionen Sie heute haben, mit dem Symptom umzugehen."

Das Unbewusste als helfende Instanz

KLIENT: „Was hat das jetzt mit Trance zu tun?“

THERAPEUT: „Na ja, Sie sind ja schon ein Meister im Umgang mit Trancezuständen und auch der Selbsthypnose. Denn was Sie machen, wenn Sie Angst haben, ist, alles andere auszublenden, und Sie haben dann keinen Zugang zu Ihren Verhaltens- und Erlebensalternativen, also Ihren Ressourcen. Vorher planen Sie, aufrecht und selbstbewusst in die beängstigende Situation hineinzugehen, dann gelingt das aber wieder nicht. Sie vermeiden, und Sie wissen nicht, warum es Ihnen wieder nicht gelungen ist, sich der Situation zu stellen.

Und das ist die Chance, die die Hypnotherapie bietet: Sie wissen es nicht, ich weiß es auch nicht, aber es gibt noch eine weitere Instanz, die etwas wissen könnte – das ist Ihr Unbewusstes. Die Erfahrung zeigt, dass das Unbewusste eine Instanz ist, die über Informationen, Lösungen und ein Wissen verfügt, was helfen kann zu verstehen, was in Ihrem Leben los war, als das Symptom anfing. Und wie es sich in irgendeiner Form verselbstständigt hat und warum es das heute immer noch tut, obwohl es, wie Sie sagen, gar keinen Sinn mehr macht.

In der Regel ist es so: Wenn Sie erfahren haben, wozu das damals gut war, und es würdigen als bestmöglichen Lösungsversuch der Vergangenheit, dann können Sie neue Wege entdecken.“

Problemtrance – der blaue Aspekt

THERAPEUT: „Im Moment dieses Angsterlebens sind Sie in einer sogenannten Problemtrance – Sie fühlen sich hilflos ausgeliefert, ohne Einfluss und Steuerung. Was Sie zeitgleich auch mitbringen, aber was im Moment nicht zugänglich ist, sind Ihre Ressourcen. Das sind all die Erfahrungen, Fähigkeiten und Kräfte, die Ihnen helfen und die Sie unterstützen können. Aber noch haben Sie in diesen Momenten keinen Zugang zu den Ressourcen.

Was Sie hierher führt, ist ein Problem, das Sie einengt, das Ihnen das Leben schwer macht, Sie unglücklich macht und manches mehr. Lassen Sie uns einmal gedanklich ein Symbol für Ihr Problem entwickeln. Diese Idee habe ich von meinem sehr geschätzten Kollegen Ulrich Freund, der das schon vor Jahren auf einem Kongress mit einem Wasserfarbkasten so erklärt hat: Stellen Sie sich vor, ich hätte einen Farbkasten und würde mit dem Pinsel einen dunkelblauen Kreis malen. Diesen blauen Zustand bezeichnen wir als Problemtrance, und je mehr wir uns der Angst zuwenden, desto größer wird sie und damit auch unser blauer Kreis. Nun würden wir genau besprechen, wie groß dieser ist und was zu Ihrem Erleben, wenn das Problem da ist, alles dazugehört (schnelle Atmung, Zittern, sich klein fühlen, Hilflosigkeit …).“

Ressourcen – der gelbe Aspekt

THERAPEUT: „Was Sie aber auch in sich tragen, das Sie in Momenten der Angst nur noch nicht zugänglich haben, sind Ihre Ressourcen. Dazu gehört alles, was Sie stärkt, was Sie können etc. Dazu stellen Sie sich jetzt vor, wir malen dafür neben den blauen Kreis einen gelben Kreis. Auch hier stellen Sie sich währenddessen vor, wie groß der ist, was alles dazugehört und was ihn größer macht. Und wie es Ihnen in Momenten und Zuständen geht, in denen die Ressourcen für Sie zugänglich und erlebbar sind. Sodass Sie sich sicher und selbstbewusst fühlen. Diesen Zustand bezeichnen wir als Lösungstrance."

Lösungstrance oder Grün für die Hoffnung

THERAPEUT: „Die Krux ist, dass, obwohl Sie diesen gelben Zustand kennen, es immer wieder wie von selbst passiert, dass Sie in diesen Angstmomenten unwillkürlich in den blauen Zustand rutschen. Und deswegen stellen Sie sich vor, wie wir noch einen weiteren blauen Kreis unter die beiden anderen malen. Dabei ist es wichtig, dass der erste blaue Kreis als Symbolisierung der Problemtrance erhalten bleibt, damit ich im Therapieverlauf immer wieder darauf zeigen kann, wenn Sie wieder in eine Problemtrance geraten sollten. In der Hypnotherapie ist es nun unsere gemeinsame Aufgabe, immer wieder auf der gelben Seite aufzuspüren, was da vorhanden ist, um dann mit dem gelben Pinsel in den zweiten blauen Kreis zu gehen und das Gelb ins Blau zu übertragen. Und sehen Sie, was passiert? Es entsteht Grün – Grün für die Hoffnung ... und so funktioniert, kurz gesagt, für mich Hypnotherapie ..."

Ablauf einer Hypnotherapie

KLIENT: „Wie läuft eine Hypnotherapie ab?"

THERAPEUT: „Wichtig ist zu wissen, dass sich Gesprächseinheiten mit impliziten und expliziten Trancen abwechseln. Auch hier ist im Sinne des kooperativen Ansatzes eine gemeinsame Abstimmung wichtig. Nicht ich als Therapeut entscheide, sondern Sie formulieren Ihr Anliegen. Und ich mache Ihnen Vorschläge für das Vorgehen, denen Sie dann zustimmen oder nicht. In den ersten Sitzungen geht es darum, Ihr Anliegen genau zu klären und Ziele zu vereinbaren (Auftragsklärung). Dabei sollte sich eine vertrauensvolle therapeutische Beziehung zwischen uns aufbauen und möglichst von Anfang an ein Fokus auf Ihre Ressourcen (Ressourcenaktivierung) gerichtet sein. Wir binden dafür erste Trancen ein, wie z. B. die Imagination eines sicheren Orts der Geborgenheit.

Und ich werde Ihnen sehr bald Selbsthypnose beibringen, damit Sie da schon etwas für den Alltag an der Hand haben. Alles Weitere ergibt sich im Therapieprozess, dieser ist für jeden Klienten individuell angepasst."

Trancetiefe und die Angst vor Kontrollverlust

KLIENT: „Wie muss ich mir das vorstellen? Bin ich dann so tief in Trance, dass ich nichts mehr mitbekomme? Verliere ich die Kontrolle?"

THERAPEUT: „Sie werden alles, was wichtig ist, mitbekommen. Es wirkt manchmal wie im Zustand kurz vor dem Einschlafen. Man bekommt nur so halb mit, was um einen herum passiert. Wenn der Partner einen dann mit dem Namen anspricht oder man Geräusche im Haus hört, wird man wieder wach(er) und prüft für sich, ob es etwas Wichtiges ist, auf das man reagieren sollte, oder ob man ruhig weiterschlafen kann. So ähnlich ist das in einer Trance auch. Sie bekommen alles mit, was wichtig ist, und wenn es etwas gibt, was für Sie nicht okay ist, dann werden Sie sich reorientieren. Und oft ist es so, dass man sich nicht an alles wortwörtlich erinnert, was gesagt worden ist.
Zudem wäre es ja gar nicht sinnvoll, wenn Sie sich an nichts mehr erinnern würden. Im Gegenteil, das Ziel ist doch, dass Sie gut mitbekommen, was passiert und wie es passiert, um diese Erfahrungen für sich selber (ohne mich als Therapeuten zu benötigen) in der Zukunft nutzen zu können.
Etwas anderes kann es im medizinischen Anwendungsbereich der Hypnose sein. Wenn Sie sich z. B. die Weisheitszähne ziehen lassen möchten, ganz ohne Anästhesie, dann kann es ja durchaus sinnvoll sein, wenn Sie sich an den Eingriff als solchen gar nicht erinnern, weil Sie so gut in Ihrem inneren ‚Wohlfühlbild' waren. Aber in der psychotherapeutischen Anwendung ist das anders."

7.2 Techniken der Rapportgestaltung

Wir verstehen Hypnotherapie vor allem als eine lösungs- und ressourcenorientierte Haltung, weniger als eine Technik. Daher ist es uns wichtig, vom ersten Kontakt an verbal wie nonverbal eine gute Grundlage für die Therapie zu bereiten und dabei den Rapport vertrauensvoll aufzubauen. Ein gelungener Rapport bereitet den Boden für alle weitergehenden Interventionen in Richtung Ressourcenorientierung und Zielerreichung.

Ein beständiger Wechsel zwischen Pacing und Leading ermöglicht dabei den Aufbau, die Gestaltung und die Aufrechterhaltung des Rapports. Beides wird in der Hypnotherapie sowohl im Rahmen der Gesprächsgestaltung als auch bei der Arbeit mit expliziten Trancen (Induktion, Arbeit in Trance, Exduktion) eingesetzt.

Die individuellen Eigenheiten, der persönliche (kognitive) Stil, sprachliche Besonderheiten (z. B. Metaphern, Bilder, die der Klient nutzt, Dialekt), Körpersignale, aber auch Merkmale der Problemsituation / des Symptoms und des gewünschten Zielzustands werden dabei genauso einbezogen wie Besonderheiten der aktuellen Gesprächssituation (z. B. Straßenlärm) sowie Ängste und Zweifel des Klienten. Ein Agieren auf mehreren Ebenen ist also erforderlich, was dem Therapeuten ein hohes Maß an Sensibilität und Empathie abverlangt. „Die hohe ‚Trefferquote', die Erickson mit seinen Suggestionen erzielte, ist zurückzuführen auf seine gute Wahrnehmung, seine Aufmerksamkeit für Details und besonders auf die Art, wie er von den Werten des Patienten Gebrauch machte" (Zeig 2005, S. 62).

Unter dem Gesichtspunkt der Mehrebenenkommunikation laufen verbale und nonverbale Aspekte des Rapports in der Regel parallel ab und sind in der Praxis nicht voneinander zu trennen.

Die sprachlichen Aspekte der verbalen Rapportgestaltung wurden in Kapitel 4 und 6 ausführlich beschrieben. Die Möglichkeiten, die die nonverbale Kommunikation bietet, bleiben in vielen Therapieausbildungen ungenutzt, spielen in der Hypnotherapie hingegen eine bedeutsame Rolle.

Im ambulanten Setting beginnt eine Hypnotherapie in der Regel mit einem Gespräch am Telefon oder schriftlicher Korrespondenz, im stationären Kontext eher mit einer persönlichen Begegnung.

Werden beim ersten Kontakt bereits konkrete Fragen nach dem Anliegen und den Zielen des Klienten gestellt, bahnt das Zuversicht und Hoffnung auf Veränderung an. Es fällt dem Klienten dabei oft leicht, zu sagen, was er *nicht* mehr will (weniger Schmerz, Reduzierung von Angst …), aber deutlich schwerer, den Zielzustand positiv zu formulieren („Normal soll es eben wieder sein"). Fragt man darüber hinaus, was er schon alles getan habe, um sein Ziel zu erreichen, lenkt man die Aufmerksamkeit von Beginn an auf sein Selbstwirksamkeitserleben (zur Vertiefung Prior, 2006a).

Bindung – oder warum wir einen „Affenkumpel" brauchen

Wie heilsam Bindung und Vertrauen in einer Beziehung wirken können, verdeutlicht der Neurobiologe Gerald Hüther (2005). Er beschreibt ein Experiment aus der Stressforschung, bei dem die Wirkung von Beruhigungsmitteln auf die Wahrnehmung von Stress getestet wurde. Als Stressor diente ein Hund, der um im Käfig spielende Affen herumrannte und bellte. Ein vorher entspannter Affe zeigte deutliche Stresssymptome, solange er alleine im Käfig war. Setzte man ihm einen zweiten Affen dazu, der ein Beruhigungsmittel verabreicht bekommen hatte, reagierte nicht nur der medikamentös beruhigte Affe gelassen auf den Hund, sondern beide. Warum? War es reines Lernen am Modell? Nein, es musste ein vertrauter Affe sein, der neben den gestressten gesetzt wurde. Irgendein unbekannter Affe reichte zur Beruhigung nicht. Es waren also das Zusammengehörigkeitsgefühl, die Geborgenheit und das Vertraute, die stresslösend wirkten, nicht alleine das Beruhigungsmittel. Der Affe brauchte den vertrauten Artgenossen greifbar neben sich, er musste direkten Kontakt haben.

Menschen hingegen verfügen über die Fähigkeit, eine vertrauensvolle Bindung zu imaginieren, auch wenn sie gerade keinen realen „Kumpel" zur Seite haben. Wie oft fühlt man sich in Stresssituationen allein? Gelingt es aber, einen „Affenkumpel", wie auch immer er beschaffen sein mag, mental herbeizurufen und das Gefühl von Bindung zu empfinden, bleibt man entspannt und hat damit Zugang zu den eigenen Ressourcen. Dafür braucht man nicht unbedingt reale Bezugspersonen, auch imaginierte Helferwesen und ein spiritueller Zugang zu dem Empfinden, zugehörig und Teil eines großen Ganzen zu sein, reduzieren das Ausmaß des empfundenen Stresses.

Was bedeutet das nun für das hypnotherapeutische Vorgehen? Die Klienten kommen mit Symptomen, die sie mit dem rationalen Verstand alleine nicht beeinflussen können, in die Therapie und befinden sich in einem Zustand von Hilflosigkeit. Sie haben in diesem Moment keinen Zugang zu ihren Ressourcen. Daher ist es umso wichtiger, einen stabilen Rapport aufzubauen. Zeigt sich der Therapeut als mitfühlender Verbündeter, der Orientierung und Halt gibt und Vertrauen und Zuversicht ausstrahlt, so kann von Anfang an Hoffnung keimen.

Im Folgenden werden Techniken beschrieben, die das Pacing und Leading im Rahmen der Rapportgestaltung ermöglichen.

7.2.1 Defokussiertes Sehen

Die Technik des defokussierten Sehens ermöglicht es, das Blickfeld zu erweitern und den peripheren Gesichtssinn zu schärfen. Statt wie gewohnt das Gesicht des Gegenübers zu fokussieren, stellt der Beobachter den Blick weit und blickt sozusagen durch sein Gegenüber hindurch. Die Minimal Cues, wie unwillkürliche kleinste Körperbewegungen und Veränderungen in der Atmung, der Gestik und Mimik und unwillkürliche Augenbewegungen, werden leichter wahrnehmbar. Bleibt der Therapeut bei der Verbalisierung des Beobachteten deskriptiv („Ihre Augen weiten sich, die Atmung wird tiefer bis in den Bauchraum, es fließen Tränen …"), erlaubt das dem Klienten Freiraum zur inneren Exploration („Welche inneren Bilder sehe ich? Wie fühlt es sich an, mehr Atemraum zu haben? Weine ich aus Rührung, Erleichterung oder aus Traurigkeit …?"). Somit liegt die Interpretation der nun bewusst wahrgenommenen Bewegungen beim Klienten und nicht beim Therapeuten.

7.2.2 Atempacing

Ein defokussierter Blick erleichtert das Beobachten der Atembewegungen und des Atemrhythmus des Klienten. Atempacing bedeutet, die Atemräume und den Atemrhythmus des Klienten visuell, vielleicht auch akustisch durch die Atemgeräusche, wahrzunehmen und den eigenen Atemrhythmus vorübergehend anzugleichen. Oft passiert das ganz von selbst. Man beobachtet die Atembewegungen, wartet die Einatemphase ab, um dann die zu betonenden verbalen Suggestionen vorwiegend in die Ausatemphase des Klienten zu sprechen. Atempacing kann auch auf dem akustischen Kanal über die hörbare Atmung erfolgen. So kann der Therapeut ein hörbares tiefes Einatmen des Klienten erst einmal in der eigenen Einatmung pacen, um dann ein hörbares Ausatmen im Sinne eines Leadings anzubieten.

Durch die phasenweise Übernahme des Atemrhythmus und die dadurch entstehende Verlangsamung des eigenen Sprechtempos macht man dem Klienten ein nonverbales Angebot, das Gleiche zu tun, um innezuhalten und auf innere Prozesse zu fokussieren.

Durch ein zeitweiliges Mitschwingen in der Atmung (nur soweit das mit dem eigenen Atemrhythmus leicht vereinbar ist) kann der Therapeut besser nachempfinden, wo die Aufmerksamkeit des Klienten gebunden ist und wie weit gleichzeitig andere Wahrnehmungskanäle in den Hintergrund treten. Leading-Angebote, die dazu einladen, das Tempo zu reduzieren, wieder mehr Atemraum zuzulassen und den Atem zu vertiefen, schaffen Freiraum für neue Entwicklungsprozesse. Wenn eine Atembeklemmung für den Klienten fühlbar oder auch für den Therapeuten hör- und/oder sichtbar ist, kann im Sinne des Pacings zunächst der Atemrhythmus übernommen werden, um dann durch eigene Atemveränderungen Leading-Angebote zu machen.

> „Dieses Mitschwingen eröffnet dem Klienten die Möglichkeit, hinzuspüren, was innerlich in Bewegung ist. Etwas, was in uns spürbar ist, was vielleicht noch unterdrückt wird, was aber auch gefühlt werden will, kommt in Bewegung – physiologisch in der Atmung und zugleich auch emotional."
>
> (Benaguid, 2015, S. 62)

Für den Klienten ist die Atmung vor allem dem kinästhetischen Kanal zugehörig, aber bei genauer Wahrnehmung auch auf den anderen Sinneskanälen repräsentiert. Analog des Akronyms VAKOG ist die Atmung der Übergang von den *Fernsinnen* im außen (V, A) zu den *Nahsinnen* im Innen (K, O, G). Die Atmung passiert von Geburt an unwillkürlich, wir müssen bewusst nichts dafür tun. Sie versorgt uns im Wachen wie im Schlafen mit den notwendigen Nährstoffen. Deswegen bietet sich ein Atempacing bei der Tranceinduktion gut an, um den Wechsel vom willkürlichen zum unwillkürlichen Modus zu gestalten. Für die Kontaktaufnahme mit dem unbewussten unwillkürlichen System spielt sie eine bedeutende Rolle.

> „Jetzt, wo Sie eine bequeme Sitzhaltung gefunden haben, können die Dinge im außen mehr und mehr in den Hintergrund treten. Spüren, wie sich Ihr Körper anfühlt und zugleich den Atemfluss wahrnehmen, von Geburt an im eigenen Rhythmus ... einatmen ... ausatmen ... Atempause ... Zur rechten Zeit aufnehmen, was guttut, frische angereicherte Luft, Nährstoffe, sich darauf verlassen zu können, der Körper nimmt sich ganz von selbst, was er braucht, um zu transformieren und abzugeben, was überflüssig ist beim Ausatmen. Beim Ausatmen ... Loslassen ... und sich dem Atemfluss überlassen.
>
> Hinspüren, den eigenen Raum wahrnehmen beim Atmen ... auf die ganz eigene Art und Weise ... auf die ganz eigene Art und Weise für sich sorgen. Wie von selbst hebt und weitet sich der Körper beim Einatmen, um zu integrieren, was in Fluss ist ... wie Wellenbewegungen ... im eigenen Rhythmus, im Kontakt sein mit sich selbst. Und dann mit jedem Ausatmen die Dinge im außen noch weiter in den Hintergrund treten zu lassen, mit jedem Atemzug mehr und mehr Kontakt aufnehmen mit Ihrem unbewussten Wissen ..."

7.2.3 *Paraverbale Signale*

Neben der inhaltlichen Information vermittelt auch der Stimmklang jenseits der verbalen Ebene Hinweise auf die „Stimmung“ der Gesprächspartner. Die zwischenmenschliche Beziehungsgestaltung ist beeinflusst vom Stimmklang und von der Resonanz unseres Gegenübers. Durch den Stimmklang wird auch eine Atmosphäre der Überein-„stimmung“ gestaltet. Der Klang einer Stimme weist auch auf die Beziehung der Person zu sich selbst hin. Wir lassen uns berühren von den Zwischentönen, von dem, was zwischen den Worten anklingt.

> „Am Stimmklang erkennen wir, auch wenn das gesprochene Wort wohlwollend klingt, ob das Gesagte authentisch ist. Wenn wir beispielsweise mit einer gut bekannten Person telefonieren und auf die Frage ‚Wie geht es dir?‘ zu hören bekommen, dass alles gut sei, wissen wir intuitiv, ob das stimmt oder nicht. Das hängt damit zusammen, dass in unserer Sprachentwicklung die Laute vor den Worten entstanden sind und Mitteilungen inhaltlich am Stimmklang unterschieden werden mussten: ‚Achtung Säbelzahntiger im Busch!‘ oder ‚Wie wäre es mit einem Mondscheinspaziergang?‘. Schon die alten Hebräer hielten den Kehlkopf für den Sitz der Seele, Stimme und Seele waren für sie eins.“
>
> (Benaguid, 2015, S. 59)

Das innere Mitsprechen des Gehörten durch den Klienten wird als funktioneller Nachvollzug bezeichnet. Das Sprechtempo, die Sprechpausen, die Deutlichkeit der Artikulation, die Intonation und der Atemfluss haben Einfluss auf den Zuhörer. Es erklärt, warum der (mitschwingende) Zuhörer z. B. anfängt, sich zu räuspern oder ebenfalls heiser zu werden, wenn das beim Sprecher geschieht. Während der Arbeit in Trance gleichen sich Köperhaltung, Körperspannung, Zuwendung zum Gegenüber, Lautstärke und Sprechtempo oft unwillkürlich an.

Das Kontaktdreieck

Das Phänomen, dass unsere Mitmenschen hören, wie wir gestimmt sind, wird im Kontaktdreieck grafisch dargestellt (vgl. Abb. 7.1). Die eigene emotionale Befindlichkeit (Innenwelt) äußert sich im Stimmklang. Der Klang „verrät“, wie wir fühlen. Diese physiologische Stimmung im Kehlkopf wirkt sich auch reziprok auf den Gesprächspartner (Außenwelt) aus. Das heißt, die „Stimmung“ des Klienten wirkt sich auf den Therapeuten aus, und auch dessen Stimmung hat eine Wirkung auf den Klienten. Diese drei Faktoren (physiologische Stimmung im Kehlkopf, der Innenwelt und der Außenwelt) beeinflussen sich wechselseitig. Sie spiegeln damit inter- und intraindividuelles Verhalten wider. Eine „Verstimmung" auf einer der drei Ebenen beeinflusst auch die anderen beiden.

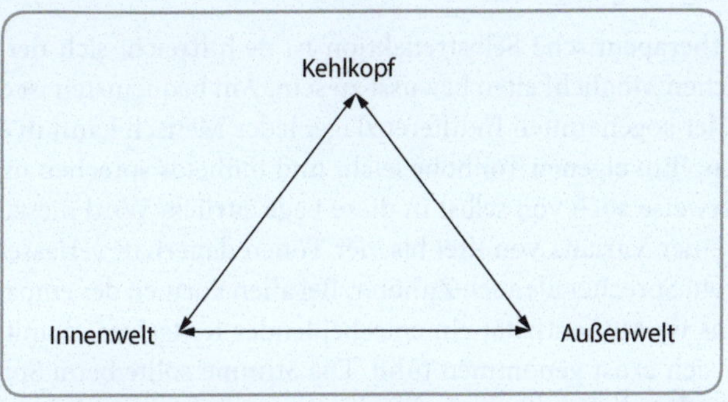

Abbildung 7.1: Kontaktdreieck nach Benaguid und Ernsting

Die Bedeutung der Stimme und des Stimmklangs für die Trance

Bei expliziten Tranceinduktionen schließen die Klienten in der Regel die Augen, um die Aufmerksamkeit auf das innere Erleben zu richten. Dadurch entfällt der visuelle Kanal als einer der Hauptsinneskanäle für die Orientierung, während der auditive in den Vordergrund tritt. Der Klient hört auf die Worte und misst den Zwischentönen deutlich mehr Bedeutung zu. Das Sprechtempo, der Rhythmus und der Stimmklang des Therapeuten werden zu Wirkfaktoren der Beziehungsgestaltung. Folgende stimmliche Parameter sind charakteristisch für Tranceinduktionen: Sprechpausen, Tonhöhenvariation, Lautstärkemodulation, Langziehen von Vokalen und eine monotone Sprechweise.

Ganz ähnliche Parameter sind auch typisch für die Art, in der Erwachsene mit Babys sprechen, den sogenannten Babytalk: Dehnung von Vokalen, lautmalerische Gesten, Melodiekonturen und höhere Register. Beim Babytalk geht es vor allem um Kontaktaufnahme, weniger um kognitive Inhalte. Babys erkennen ihre Bezugspersonen am Stimmklang und hören die Zuwendung, die darin mitschwingt.

Ähnlich wie beim Babytalk verändert sich während einer Tranceinduktion die Stimmlage oft unwillkürlich oder auch wie beim analogen Markieren willkürlich. So wird ein Klangteppich gebildet, bei dem die inhaltliche Bedeutung der Worte in den Hintergrund tritt und der den Klienten einlädt, sich dem unwillkürlichen Wissen zu öffnen. Durch das Erzeugen von Konfusion und Pseudokausalität wird die Aufmerksamkeit fokussiert und der Zugang zum Unbewussten erleichtert.

Für die therapeutische Selbstreflektion ist es hilfreich, sich der eigenen stimmlichen Möglichkeiten bewusst zu sein. Am bequemsten ist das Sprechen in der sogenannten Indifferenzlage: Jeder Mensch kann in einer bestimmten, ihm eigenen Tonhöhe leicht und mühelos sprechen und findet normalerweise auch von selbst in diese Lage zurück. Wird dieser Grundton mit einer Varianz von drei bis vier Tönen dauerhaft verlassen, ermüden sowohl Sprecher als auch Zuhörer. Bei allen Formen des empathischen Begleitens ist Authentizität ein entscheidendes Kriterium, damit das Gegenüber sich ernst genommen fühlt. Die Stimme sollte beim Sprechen je nach Sprechmelodie um die Indifferenzlage pendeln, um Irritationen zu vermeiden.

Die Tabellen 7.1 und 7.2 geben einen Überblick über die paraverbalen Parameter, die der Therapeut beim Klienten beobachten kann, sowie jene, die für die Eigenwahrnehmung und Reflektion des Therapeuten wichtig sind, um einen guten Rapport zu erzielen:

Stimmklang	rau, heiser, belegt, weich, dünn, hart, knarrend, angestrengt, behaucht, laut, leise, eng, gehalten, resonanzreich, resonanzarm, schrill, piepsig, hoch, tief, wechselnde Stimmlagen
Verständlichkeit des Sprechens (die Artikulationsspannung)	verwaschen, undeutlich, übertrieben, gespannt, eng, unbeweglich, monoton, rückverlagert
Atmung in Ruhe bei Entspannung oder Trance	reduziert, flach, ruhig, gehetzt, tief, hörbar
Atmung während des Gesprächs / Telefonats	atemlos, unruhig, verlangsamt, pausenlos, hörbar

Tabelle 7.1: Beobachtbare paraverbale Parameter beim Klienten

Stimmklang	weich, resonanzreich und flexibel gestaltet, berührend und klar, beweglich
Verständlichkeit des Sprechens (die Artikulationsspannung)	deutlich und beweglich mit Sprechpausen
Atmung in Ruhe bei Entspannung oder Trance	ruhig, vertieft
Atmung während des Gesprächs / Telefonats Sprechtempo	dem Gesprächsinhalt angemessen ruhig der Situation angemessen

Tabelle 7.2: Paraverbale Parameter des Therapeuten

7.2.4 *Nonverbale Signale*

Um ein ganzheitliches Pacing zu erreichen, ist eine differenzierte Wahrnehmung der nonverbalen Signale beim Klienten sinnvoll. Dabei ist zu beachten, dass die Wahrnehmung des Therapeuten immer nur eine „Zustandserhebung für den Augenblick" ist und immer wieder mit dem aktuellen Erleben des Klienten abgeglichen werden sollte. Die Beobachtungen des Therapeuten dienen im therapeutischen Prozess sowohl der Diagnostik, dem weiteren Therapieverlauf als auch der Evaluation. Eine Übersicht über die nonverbalen Parameter des Klienten und des Therapeuten geben die Tabellen 7.3 und 7.4

Körperspannung, z. B. am Beispiel des Händedrucks bei der Begrüßung	fest, gelöst, unterspannt, schlaff, angespannt, unter Druck
Körperhaltung im Sitzen, im Stehen, in der Bewegung	gekrümmt, aufgerichtet, überspannt, hektisch, unrhythmisch
Mimik	passend, übertrieben, ohne Ausdruck
Gestik	an den Körper angeschlossen, das Gesagte unterstützend, fehlend, übertrieben

Tabelle 7.3: Nonverbale Parameter des Klienten

Körperspannung, z. B. am Beispiel des Händedrucks bei der Begrüßung	ausbalanciert
Körperhaltung im Sitzen, im Stehen, in der Bewegung	aufgerichtet und ausreichend unterstützt durch den Sitz / Sessel oder der Unterlage
Mimik	angepasst an die Gesprächssituation
Gestik	an den Körper angeschlossen, das Gesagte unterstützend

Tabelle 7.4: Nonverbale Parameter des Therapeuten

7.2.5 Pacing und Leading der Sinneskanäle

Für Aufbau und Stärkung des Rapports ist es entscheidend, den Klienten in seiner Ganzheitlichkeit wahrzunehmen und zu pacen. Dabei kann man den Fokus auch auf die bevorzugten Sinneskanäle des Klienten richten, etwa auf jene, die in der Problemtrance besonders präsent sind: „Immer wenn Sie Angst verspüren, nehmen Sie also zuerst wahr, wie der Atem stockt und die Hände feucht werden, und es scheint Ihnen, als ob Ihnen die Beine wegsacken." Das erleichtert einen guten Zugang und ermöglicht mehr Verständnis für das Erleben des Klienten.

Vor allem bei der ersten direkten Begegnung kann der Therapeut neben den verbalen auch Informationen über die anderen Sinneskanäle sammeln: visuelle (Haltung, Kleidung, gesenkter Blick …) und taktile Eindrücke (Händedruck, feuchte Hände), manchmal auch olfaktorische (Körpergeruch, Parfums, Zigarettenqualm …). Tabelle 7.5 verdeutlicht nonverbale „sinnliche" Aspekte, die beim Klienten und dem Therapeuten Einfluss auf die Rapportgestaltung haben.

Generell können für die Trance auf allen Sinneskanälen von außen wahrnehmbare Eindrücke gepaced werden, aber auch innere, vom Klienten beschriebene Bilder wie z. B. ein Strandspaziergang (die Möwen, die man sieht oder hört; der Wind, den man fühlt …). In Tabelle 7.5 werden Parameter aufgeführt, die dem Klienten zum Teil nicht bewusst sind. Diese können im Sinne der Rapportgestaltung (Pacing und Leading) verbalisiert werden.

Visuell	Körperhaltung (Kopfhaltung, Schulterhaltung, Sitzhaltung, Bewegungen auf dem Stuhl ...), Aufrichtung, Gangbild	„... okay, haben Sie das bemerkt? Wie Sie sich gerade aufgerichtet haben bei der Vorstellung, dass ...“
	Blickrichtung, Augenkontakt	Blickrichtung ändert sich: „... und jetzt schauen Sie, wo geht der innere Blick gerade hin, wenn Sie nach oben schauen?“
	Mimik / Gestik	„... und dieses Gefühl ist mit so einer Handbewegung verbunden?“
	Schlucken, Kauen, Zungenlecken	„Genau, und jetzt schlucken Sie, nicht wahr?“
	Kleidung, Schmuck	„... und während Sie über Ihren Partner reden, spielen Sie mit Ihrem Ring.“
Auditiv	Stimmklang, Lautstärke	„Ah, jetzt, wo Sie das ... empfinden, ändert sich Ihr Stimmklang. Er wird hörbar lauter und nachdrücklicher.“
	Sprechtempo, Betonung Sprechmelodie (monoton oder Tonhöhenvarianz)	„Erinnern Sie sich, wie die vertraute Stimme der Mutter damals klang? Was vermittelt Ihnen die Stimme inhaltlich und vom Unterton?“
	Atemgeräusche, Atemrhythmus, Atempause	„Okay, diese Veränderung auch im Atemraum, da können Sie tiefer / freier atmen.“ Sichtbar vertiefte Atmung: „... genau diese Veränderungen und Bewegungen, und manchmal geht mit innerer Veränderung äußere Veränderung einher und umgekehrt.“
	Räuspern und Husten, Schniefen, Schnaufen	
	Dialekte, besondere Wortwahl	
	Füllwörter (mmm, ja, so, aha, okay ...)	

	Integration / Inkoporation von Außengeräuschen	Schritte draußen: „... zu hören, dass draußen Menschen ihrer Wege gehen und Sie dabei mehr und mehr Ihren eigenen Weg in Trance gehen können, Schritt für Schritt tiefer in Trance.“ Eine Tür öffnet sich: „... während ein Teil Ihres Bewusstseins wahrnehmen kann, wie sich Türen im außen öffnen, sich mehr und mehr die Tür zum Unbewussten öffnen zu lassen.“
Taktil-kinästhetisch	Händedruck (fest, weich, wabbelig, kontaktvermeidend, zerdrückend) Hauttemperatur (kalt, warm, feucht, trocken)	Diese Wahrnehmungen können verbal gepaced werden, dienen aber eher der internen Diagnostik für den Therapeuten.
Olfaktorisch	Körpergeruch, Körperduft Nikotingeruch Alkoholgeruch	s. o.

Tabelle 7.5: Sinnesmodalitäten in der Rapportgestaltung

7.3 Von der Problembeschreibung zur Zielorientierung

7.3.1 Exploration des Problemerlebens

Die Hypnotherapie zeichnet sich durch eine deutliche Fokussierung auf den gewünschten Zielzustand / die gewünschte Zukunft des Klienten (Lösungstrance) aus. Die Schilderung des Problemerlebens sollte allerdings nicht „zu kurz kommen“, da es wichtig ist, das (negative) Erleben des Klienten im Sinne eines guten Pacings wertzuschätzen und das damit verbundene Leid zu würdigen.

Zur Exploration des Problemerlebens werden in der Hypnotherapie die Sprachmuster des Meta-Modells genutzt, um möglichst schnell und präzise Auskunft darüber zu bekommen, wie der Klient selbst das Problem und die Genese einschätzt. Zusätzlich ergeben sich daraus meist erste Ansatzpunkte für die Zielvision.

KLIENT: „Ich habe immer solche Angst."

THERAPEUT: „Ah, okay. Sie haben also Angst.

- Wie erleben Sie das denn, wenn Sie diese Angst haben?
- Was sehen Sie, wenn Sie diese Angst haben, was hören Sie, was fühlen Sie etc.? *(vgl. VAKOG)*
- Woran merken Sie zuerst, dass Sie Angst haben? Und dann … und dann … und dann?
- In welchen Situationen genau ist das so?
- Können Sie sich an so eine Situation erinnern, in der Sie Angst hatten?
- War das schon immer so?
- Gibt es Ausnahmen / Situationen, wo das nicht so (gewesen) ist? Was war da anders?"

Mit all diesen Fragen bietet der Therapeut dem Klienten Gelegenheit, seine „innere Landkarte" zu explorieren, unbewusste, bisher nicht zugängliche Anteile des Problemerlebens (wieder) zugänglich zu machen, verloren gegangene Verknüpfungen wiederherzustellen, das Symptom in einem bestimmten Kontext zu verorten und Ausnahmen zu identifizieren.

Oft tauchen bereits zu diesem frühen Zeitpunkt verdeckte Ressourcen auf, die später für das Lösungserleben nutzbar gemacht werden können. Je konkreter die Nachfragen im Rahmen der Problemexploration z. B. auch auf der Ebene der Sinneskanäle formuliert sind, umso mehr entstehen Suchprozesse beim Klienten, die auch ohne formale Tranceinduktion tranceinduzierend wirken und dadurch helfen, die Problemtrance besser in all ihren Facetten verstehen zu können.

Würdigung des Problemerlebens

Während der Exploration des Problemerlebens ist es in der Hypnotherapie wichtig, die frühere Funktionalität des Problems zu verdeutlichen und zu würdigen, dass das heutige Symptom in der Entstehungszeit einen Sinn und einen Schutzcharakter hatte. Problematisch wird das Symptom erst dadurch, dass es aus seinem ursprünglichen Kontext herausgehoben ist und im Heute weiterwirkt, obwohl die Situation, in der es entstanden ist, längst vorbei ist.

So kann z. B. ein Sich-Kleinmachen in der ersten Schulklasse sehr funktional gewesen sein, wenn man dadurch vermied, von dem Lehrer vor der ganzen Klasse bloßgestellt zu werden, weil man seine Hausaufgaben nicht gemacht hatte. Als 50-Jähriger sich im Gespräch mit dem Chef von einem Moment auf den anderen genauso klein und hilflos zu fühlen („innerlich zu schrumpfen") wie damals führt dazu, dass ein adäquates Reagieren nicht möglich ist. Der Zugriff auf die „Erwachsenen"-Ressourcen geht dadurch verloren.

Wird das Problem würdigend im Rahmen der Exploration wieder in den ursprünglichen Kontext gestellt und der „wohlmeinende", schützende Charakter des Symptoms betont, entsteht daraus für viele Klienten schon eine neue Sicht auf das Problem und damit der Beginn einer Umfokussierung.

7.3.2 Zielorientierung

Parallel zur Problembeschreibung erfolgt in der Hypnotherapie die Fokussierung auf das Therapieziel / die Therapieziele. So wird, zusätzlich zu der bereits vorhandenen „Weg-von-Motivation", mit der die Klienten typischerweise eine Therapie aufsuchen, die Idee der „Hin-zu-Motivation" eingeführt. Diese wird im weiteren Verlauf der Hypnotherapie mehr und mehr ausgebaut.

Indem das Problem geschildert und bereits eine frühe Orientierung am Ziel sowie an der gewünschten Zukunft des Klienten stattfindet, können Klient wie Therapeut wichtige Informationen zu den Unterschieden zwischen beiden Zuständen erfahren. Der systematische Wechsel zwischen Problem und Lösung wird als „Pendeln zwischen Problem- und Lösungstrance" bezeichnet (Schmidt, 2004). Durch dieses Pendeln können sich wichtige Ansatzpunkte für die Veränderung, aber auch Informationen über bereits vorhandene Ressourcen des Klienten ergeben, die im weiteren Verlauf der Therapie nutzbar gemacht werden.

Formulierung des Therapieziels

Die Formulierung der Therapieziele kann z. B. durch die Frage nach den Ausnahmen erleichtert werden. Eine sorgfältige und explizite Formulierung der Therapieziele bildet die Basis für alle weiteren (hypno-)therapeutischen Schritte und dient im Prozess der fortwährenden Überprüfung

– für Klient und Therapeut –, ob die gemeinsame Arbeit in die „richtige" Richtung verläuft oder Modifizierungen am Vorgehen oder dem Therapieziel notwendig sind. Das Therapieziel sollte dabei folgende Kriterien erfüllen (modifiziert nach Gerl, 2009): Es sollte

- positiv formuliert,
- spezifisch und konkret,
- in Prozesswörtern beschrieben,
- im Präsens,
- attraktiv,
- realistisch und
- selbst herstellbar sein.

Positive Formulierungen

Das Therapieziel positiv zu formulieren stellt häufig schon eine Herausforderung dar, weil Klienten dazu neigen, an „Zielformulierungen fest(zuhalten), die meist vage, übergeneralisierend und von Negationen durchsetzt sind" (Gerl, 2009, S. 83).

Um z. B. von der Aussage „Ich will diese Angst nicht mehr haben" zu einem anstrebenswerten, positiv formulierten Ziel zu gelangen, bieten sich u. a. folgende Fragen an:

- Was möchten Sie genau verändern?
- Woran werden Sie erkennen, dass das Problem gelöst (die Angst nicht mehr da) ist?
  (vgl. Wunderfrage, de Shazer, 1988)
- Wenn Sie diese Angst nicht mehr haben möchten, was möchten Sie stattdessen?
  (vgl. MiniMax-Intervention „sondern", Prior, 2009a)

Zusätzlich sollten möglichst alle Wörter, die die Silbe „un-" beinhalten (z. B. unbeherrscht, ungeduldig, unfähig) durch positive Formulierungen ersetzt werden (vgl. Gerl, 2009, S. 83).

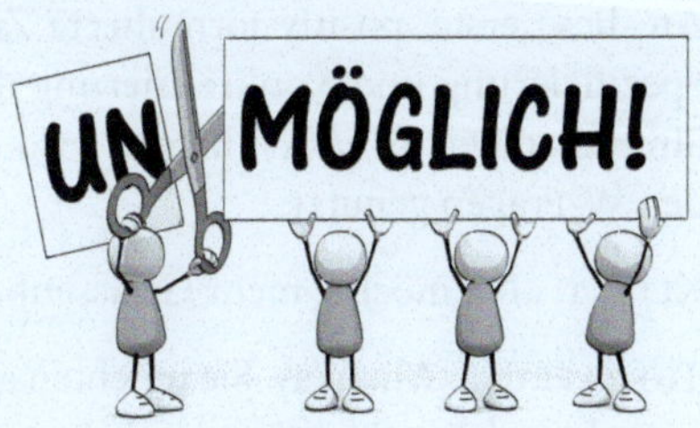

In diesem Sinne könnte sich folgender Dialog zwischen Klient und Therapeut entwickeln:

KLIENT: „Ich will diese Angst nicht mehr haben."

THERAPEUT: „So, wie Sie das geschildert haben, ist das auch nur allzu verständlich. Wenn Sie diese Angst nicht mehr hätten, was wäre denn stattdessen da?"

KLIENT: „Puh, das kann ich mir gar nicht vorstellen …"

THERAPEUT: „Ja, dass das im Moment schwer vorstellbar ist für Sie, ist gut nachzuvollziehen. Aber stellen Sie sich mal vor, Sie könnten sich das schon vorstellen … Sie hätten keine Angst mehr … Was wäre da stattdessen? Was glauben Sie?"

KLIENT: „Na ja, ich glaube, dann wär da mehr so eine Gelassenheit ... Ich wäre dann nicht mehr so angespannt …"

THERAPEUT: „Okay. Da wäre also so eine Gelassenheit, und Sie wären nicht mehr so angespannt … Sondern?"

KLIENT: „Ich möchte mehr Gelassenheit spüren."

In diesem kurzen Dialog wird bereits deutlich, dass sehr intensives Nachfragen (vgl. Kap. 6.2, Meta-Modell) und gemeinsames Suchen nötig sind, um mit dem Klienten einen positiv formulierten Zielzustand festhalten zu können. Die dadurch ausgelösten Suchprozesse wirken beim Klienten – auch im Gespräch ohne formale Trance – tranceinduzierend. Innerlich werden Referenzerfahrungen mit dem „Stattdessen-Zustand" gesucht. Dadurch entsteht bereits im „Reden über" den Zielzustand ein „Erleben von" in der aktuellen therapeutischen Situation als erste korrektive Erfahrung („Es ist möglich, das zu erleben").

Spezifische und konkrete Formulierungen

An diese erste, positiv formulierte Zieldefinition schließt sich nun eine Spezifizierung und Konkretisierung des erwünschten Zustands auf allen Sinneskanälen an. Auch hierzu wird das Meta-Modell mit spezifizierenden W-Fragen genutzt:

KLIENT: „Ich möchte mehr Gelassenheit spüren."

THERAPEUT: „Ah, okay. Sie möchten also mehr Gelassenheit spüren.

- In *welchen* Situationen möchten Sie denn mehr Gelassenheit spüren?
- Gibt es vielleicht sogar Situationen, in denen es gar nicht so gut wäre, mehr Gelassenheit zu spüren? (vgl. Ökologiecheck, S. 130)

- *Was* genau zeigt Ihnen denn an, wenn Sie mehr Gelassenheit spüren? *Woran* würden Sie denn überhaupt merken, dass Sie mehr Gelassenheit spüren?
- Wenn Sie mehr Gelassenheit spüren, *wie* genau fühlt sich das an? *Was* spüren Sie im Körper? *Wohin* geht Ihr Blick / *was* sehen Sie? Was hören Sie? Gibt es vielleicht sogar einen Geruch oder Geschmack, den Sie damit verbinden ...? (vgl. VAKOG)"

Um den Klienten in diesem Prozess möglichst gut zu pacen, sollte der Therapeut die Formulierungen des Klienten erst einmal wortwörtlich aufgreifen („mehr Gelassenheit spüren"). Je konkreter die Ziele dabei auf allen Sinneskanälen spezifiziert werden, desto emotional präsenter werden sie (im Hier und Jetzt) erlebt. Dabei sollte beachtet werden, dass diese Zielformulierung für den Klienten häufig schon ein großer Schritt im Therapieprozess ist und er sich selbst gerade am Anfang der Therapie als weit weg von diesen positiven Zielen erlebt. Um dem Klienten trotzdem in der „Hin-zu-Motivation" zu unterstützen, bieten sich gerade am Anfang Formulierungen im Konjunktiv („Woran *würden* Sie merken, dass ...") oder die Nutzung einer „Als-ob"-Realität an („Wenn Sie sich das schon vorstellen könnten, wie wäre das dann?"). Kleinschrittiges Vorgehen ist bei der Bearbeitung der konstruktiven W-Fragen (Was? Wann? Welche? Wer? Wie? Woran? in Formulierungen, die nicht mit Ja oder Nein beantwortet werden können, z. B.: „Wann waren Sie in der letzten Zeit mal etwas weniger oder vielleicht sogar gar nicht depressiv?") empfehlenswert (Prior, 2009a).

Formulierung in Prozesswörtern

Bereits während der Spezifizierung und Konkretisierung des Therapieziels sollte eine Formulierung in Prozesswörtern beginnen. Dabei werden Nominalisierungen, die der Klient nutzt (z. B. Gelassenheit), in den Prozess zurückgeführt, der dahinter steht (nach Gerl, 2009):

KLIENT: „Ich möchte mehr Gelassenheit spüren."
THERAPEUT: „Wie ist das denn für Sie, wenn Sie gelassen sind?

Was genau verstehen Sie unter Gelassenheit?

Aus welchen Situationen kennen Sie das Gefühl, gelassen zu sein (Ressourcenaktivierung)?

Wie ist das in diesen Situationen? Was tun / denken / fühlen Sie? Was tun die anderen?

Wie ist Ihre Körperhaltung? Woran könnte ich von außen erkennen, dass Sie gelassen sind?“

Formulierung im Präsens

Ausgehend von den Konjunktiv-Formulierungen, die den gewünschten Zielzustand in der Zukunft beschreiben („Dann wäre ich gelassen“) oder die einen Rückgriff auf eine erlebte (Ressourcen-)Situation darstellen („Damals war ich ganz gelassen“), sollte der Therapeut im Rahmen der Zielexploration die Formulierungen sukzessiv ins Präsens und in den Indikativ verändern. Dadurch erleichtert er dem Klienten im Hier und Jetzt die Erfahrung des gewünschten Zustands:

- „Wenn Sie dann so *gelassen wären, wie* genau gelingt Ihnen das? Was *ist* da spürbar?“
- „Als Sie *damals so gelassen waren, wie* genau *war das*? Und während Sie mir jetzt so beschreiben, wie das da *ist, wie fühlt* sich das an?“

Auch bei diesen Fragen und Formulierungen bietet es sich an, einen Übergang in eine kleine (formale) Trance in Richtung „gewünschtes Erleben“ zu gestalten, z. B. indem man dem Klienten anbietet:

> „... und vielleicht möchten Sie für einen kleinen Moment die Augen schließen und dieses angenehme Gefühl, das da ist, wenn da ist, was da ist, wenn diese Gelassenheit da ist, mehr und mehr entstehen lassen ...“

Attraktive, realistische und selbst herstellbare Ziele

Neben den bereits beschriebenen Kategorien, die bei der Formulierung von Zielen im Rahmen der Hypnotherapie verwendet werden sollten, ist es wichtig, Ziele mit dem Klienten zu vereinbaren, die für diesen eine gewisse Attraktivität besitzen, sodass bereits aus dem Ziel eine Motivation zur Erreichung desselben entsteht.

Zusätzlich sollte die Realisierbarkeit der Ziele ebenso Beachtung finden wie die Möglichkeit des Klienten, diese mit seinen eigenen Mitteln (kognitiv, finanziell, sozial etc.) zu erreichen bzw. sich die notwendige Unterstützung zu holen.

Im Rahmen der Zeitprogression und der Exploration hingegen kann es sinnvoll sein, dem Klienten auch erst einmal Raum für tiefe, innere Wünsche und Träume zu geben und diese „uneingeschränkt“ darstellen zu lassen. Häufig braucht es für die Nichterreichbarkeit solcher Wünsche und Träume eine Würdigung, bevor der nächste Schritt, das Finden realistischer Ziele, getan werden kann. Das Ergebnis eines solchen Zielfindungsprozesses könnte folgendermaßen klingen:

> „Ich möchte das nächste Mal, wenn mein Chef ungehalten reagiert, gelassen in meiner Kompetenz bleiben können. Dass mir das gelingt, würde ich daran merken, dass ich aufrecht sitze, meine Schultern ganz locker sind, mein Atem frei und ruhig fließt, ich mich im Raum umschauen und mir denken kann, er hat einen schlechten Tag.“

Zeitprogression

Zeitprogression ist die Imagination eines Zustands in der Zukunft. Sie wird auch als Zukunftsprogression und im NLP als Future-Pace bezeichnet. Therapeutisch wird die Progression dafür genutzt, einen gewünschten Zielzustand psychophysiologisch, kognitiv und mental durchzuspielen und so emotional im Hier und Jetzt erlebbar zu machen. Auch der unten beschriebene Ökologiecheck (vgl. Abschn. 7.3.3) wird im Rahmen der Zeitprogression durchgeführt, um zu überprüfen, ob der gewünschte Zielzustand wirklich der anzustrebende ist oder ob es noch wichtige Aspekte gibt, die bisher nicht berücksichtigt wurden.

Zeitprogression kann beiläufig und indirekt im Gespräch geschehen oder durch eine explizite Tranceinduktion eingeleitet werden und ist in allen Phasen der Therapie hilfreich einsetzbar.

Durch die tranceinduzierende Wirkung der Fragen nach dem Therapieziel in der oben beschriebenen Art („Wie ist das denn, wenn Sie gelassen sind? Was genau verstehen Sie unter Gelassenheit?“ etc.) wird der Klient, um die Fragen wirklich gut beantworten zu können, innerlich in einen Zustand von Gelassenheit gehen. Dabei erlebt er bereits im Rahmen der Zielexploration den gewünschten Zustand im Hier und Jetzt als korrektive Erfahrung. Damit ist diese Art der Zielexploration bereits ein großer Schritt in der Lösungsarbeit.

Dieser leichte Tranceprozess kann durch wörtliche Wiederholungen der Aussagen des Klienten und durch sich anschließende Formulierungen im Milton-Modell gefördert werden:

THERAPEUT: „Wie ist das denn für Sie, wenn Sie gelassen sind? Was genau verstehen Sie unter Gelassenheit?" (Gelassenheit = Nominalisierung)
KLIENT: „Hmm … gelassener … das hat bei mir was damit zu tun, wie ich innerlich drauf bin, also dann bin ich nicht so angespannt …"
THERAPEUT: „Ah, okay. Gelassenheit hat also bei Ihnen was damit zu tun, wie Sie innerlich drauf sind, Sie sind dann nicht so angespannt …"
KLIENT: „Genau, das ist was ganz anderes, das hat so was von innerer Freiheit und auch mal fünf gerade sein lassen."
THERAPEUT: „Ah, okay. Also, wenn Sie innere Freiheit spüren können und dieses ‚auch mal fünf gerade sein lassen' spüren können, dann spüren Sie gleichzeitig auch diese Gelassenheit." (Gelassenheit und Freiheit = Nominalisierungen)
KLIENT: „Ja genau, das ist dann irgendwie automatisch da …"

Die (wörtliche) Wiederholung des vom Klienten Gesagten, die Nutzung der Nominalisierungen (vgl. Milton-Modell) und des bereits automatisch entstandenen Trancezustands an dieser Stelle haben, neben dem bereits erwähnten Effekt der korrektiven Erfahrung, den Vorteil, dass die assoziativ verlaufenden Prozesse häufig Ideen fördern, die dem Klienten beim rein kognitiven Nachdenken nicht einfallen.

Minimal Cues

Es ist wichtig, in der Phase der Symptomexploration und beim Erarbeiten der Zielvision die Minimal Cues (vgl. Kap. 7.3), die der Klient zeigt, sehr gut zu beobachten. Diese unwillkürlichen Hinweise auf mögliche Lösungszustände zeigen sich oft bereits, bevor das Erleben verbalisiert wird. So lassen sich Veränderungen der Körperhaltung, des Spannungszustands, des Atemmusters, der Augenbewegungen, der Mimik und des Stimmklangs erkennen und können in Folge beiläufig gepaced werden und als nonverbale Leading-Aspekte immer wieder in Richtung Lösungstrance eingesetzt werden. Im obigen Beispiel könnte der Klient, während er von „innerer Freiheit" spricht und davon, „auch mal fünf gerade sein zu lassen", fast unmerklich tiefer atmen und mit einem minimalen Lächeln signalisieren, dass er bereits innerlich die wohltuende Wirkung der Imagination erlebt. Indem der Therapeut rein deskriptiv und nicht wertend die eigene Beobachtung der Minimal Cues anspricht („… und fast unmerklich tiefer atmen und dieses minimale Lächeln spüren zu können …"), ermöglicht er dem Klienten im Therapieprozess neue Rückkopplungsschleifen. Durch die Bewusstmachung der körperlichen Reaktionen erhält der Klient unter Umständen Zugang zu ressourcenvollen inneren Erfahrungen, und das Selbstwirksamkeitserleben wird gestärkt. Es ergeben sich dadurch unmittelbar Veränderungen in der Emotionalität und den Kognitionen. Die Zuversicht des Klienten, eine Lösung zu finden, steigt.

Anwendung der Zeitprogression

Ressourcenaktivierung. Progression eignet sich auch sehr gut zur Ressourcenaktivierung. Weiß der Klient noch nicht, wie er es schaffen kann, dass sich sein Leben zukünftig leichter oder besser anfühlt, ist eine formal eingeleitete Trance mit Zeitprogression eine gute Möglichkeit, es dem unbewussten Wissen im Sinne des therapeutischen Quartetts (vgl. S. 22) zu überlassen, einen Zielzustand in Trance zu entwickeln und erfahrbar zu machen.

> „Und jetzt, wo Sie und ich noch nicht wissen, wie es sein wird, souverän und sicher auf eine selbstverständlich leichte Art Ihren Auftritt zu gestalten, möchte ich Ihnen vorschlagen, Ihr Unbewusstes um Unterstützung zu bitten, dafür in eine leichte Trance zu gehen. Und in dem Maße, wie es zustimmt, kann sich eine Leichtigkeit ausbreiten in einer Ihrer Hände. Und je leichter die Hand, desto deutlicher können Sie nun wahrnehmen, wie es ist, diesen Auftritt zu haben und all die Wahrnehmungen, die mit Souveränität verbunden sind …"

Zielverhalten mental einüben. Eine weitere Indikation ist es, ein Zielverhalten in zukünftigen Triggersituationen (wie z. B. Prüfungsvorbereitung, Auftrittssituationen und sportliche Leistungen) mental einzuüben.

> „Wie ist es, wenn Sie das Rad der Zeit imaginär einfach nach vorne drehen, und Sie sehen sich jetzt vor Ihrem Publikum stehen. Und dabei mit der Ihnen ureigensten inneren Zuversicht im Kontakt sind mit sich selbst, mit Ihrem Wissen und mit der Stimmung im Publikum, wie gestaltet sich dann Ihr Vortrag auf eine ganz selbstverständliche Art?"

Ambivalenzen auflösen. Zeitprogression wird auch genutzt, um Ambivalenzen aufzulösen und Entscheidungsprozesse zu unterstützen. Die diskrepanten Seiten können entweder imaginär oder über eine formale Tranceinduktion exploriert werden, um Entscheidungsprozesse, die willkürlich nicht getroffen werden können, auf unwillkürlicher Ebene zu explorieren.

> „Stellen Sie sich vor, Sie blicken auf Ihrem Lebensweg nach vorne und sehen eine Weggabelung ... und nun gehen Sie erst mal den einen Weg und nehmen wahr, wie es dort ist ... und dann gehen Sie auch den anderen Weg und tun dasselbe."
>
> Oder gekoppelt an eine Handlevitation (vgl. Abschn. 7.6.3):
>
> „Und nun überlassen Sie es Ihrem Unbewussten herauszufinden, welche Ihrer Hände steht für die eine Seite und welche für die andere? Und warten Sie einfach ab, was dabei wie von selbst geschieht. Und je klarer Ihnen wird, was für die eine und was für die andere Seite spricht, desto mehr Leichtigkeit können Sie empfinden ..."

Erleben einer Lösungstrance. Durch Zeitprogression kann dann das Erleben einer Lösungstrance bereits imaginativ angebahnt werden. Nachdem im Therapieprozess die Funktionalität der Symptome verdeutlicht wurde, wird der Symptomteil für seine gute Absicht in der Entstehungszeit gewürdigt. Der Klient assoziiert sich mit seinen heutigen Ressourcen, sie werden verankert und stehen dann für Entwicklungsprozesse zur Verfügung. Es entstehen neue Wahlmöglichkeiten und Verhaltensalternativen.

> „Begeben Sie sich auf eine Zeitreise in die Zukunft, in die Zeit, in der Sie das Problem erfolgreich gelöst haben werden, stellen Sie sich auf den Punkt, von dem aus Sie zurückschauen, und erkennen Sie: Was haben Sie von heute an getan und welche Schritte sind Sie gegangen, um erfolgreich dort anzukommen? Was nehmen Sie wahr? Wie fühlt es sich an? Was tun und was denken Sie?"

7.3.3 Ökologiecheck

Die gemeinsam formulierten Therapieziele sollten im Anschluss (oder parallel) mit dem sogenannten Ökologiecheck (vgl. Gerl, 2009) auf innere Stimmigkeit geprüft werden. Dabei werden die möglichen inneren und äußeren Auswirkungen, die das Erreichen des Zielzustands vermutlich haben wird, eruiert. Es kann sein, dass der gewünschte Zielzustand als absolut „stimmig" und anstrebenswert erlebt wird. Es kann aber auch sein, dass innere oder äußere Hinderungsgründe deutlich werden, die im weiteren Verlauf der Therapie berücksichtigt werden sollten:

- „Wenn ich so gelassen wäre, wie ich es mir wünsche, wäre das z. B. im Beruf gar nicht so gut, denn da muss ich Biss haben."

- „Wenn ich mir das so vorstelle, dass ich mich mehr um mich kümmere, dann fühlt sich das zwar einerseits gut an, andererseits höre ich aber die Stimme meines Vaters: ‚Was nimmst du dich so wichtig!'"
- „Wenn ich dieses Ziel erreichen würde, dann bin ich sicher, dass mein Mann sich von mir trennt."

Ergibt der Ökologiecheck keine inneren Einwände gegen den angestrebten Zielzustand, so können die formulierten Therapieziele entsprechend übernommen werden.

7.4 Ressourcen

7.4.1 Ressourcenaktivierung

Klienten sind zu Beginn einer Therapie in der Regel verbunden (assoziiert) mit ihren Problemen und abgespalten (dissoziiert) von ihren Ressourcen. Ein Ziel der Hypnotherapie ist es, das umzukehren, den Zugang zu den Ressourcen wieder zu eröffnen. Die hypnotherapeutische Haltung „Nimm den Klienten nichts weg, sondern füge neue Möglichkeiten hinzu" ist hier therapieleitend. Zur Schaffung eines stabilen Rapports wird erst einmal das Problem ausreichend exploriert und gewürdigt (vgl. Kap 7.1 Auftragsklärung). Zugleich ist eine konsequente Besinnung sowohl auf die heute und auch auf die in der Entstehungszeit des Symptoms vorhandenen Ressourcen wichtig.

Ein Lebensfragebogen, den man den Klienten zu Beginn ausfüllen lässt, kann um Fragen zu Ressourcen erweitert werden. Entspannungsmomente, Wohlfühlorte, tragende Beziehungen und Spiritualität im weitesten Sinne eigenen sich ebenso wie Fragen nach der Lieblingslektüre, -musik, -speise und den schönsten Kindheitserinnerungen. Diese geben Aufschluss über den aktuellen Zugang zu den Ressourcen. In der Besprechung sollte das Ergebnis näher exploriert sowie affektiv angereichert werden. Ein typischer Dialog zur Ressourcenaktivierung könnte folgendermaßen ablaufen (in Klammern sind die Sinneskanäle VAKOG benannt):

THERAPEUT: „Bei welcher Tätigkeit fühlen Sie sich wohl und gelassen und haben das Gefühl, etwas bewirken zu können?"

KLIENTIN: „Bei der Gartenarbeit. Habe ich aber ewig nicht gemacht. Es ist alles verlottert. Ich weiß gar nicht, wo ich anfangen soll."

THERAPEUT: „Oh, Sie haben einen Garten, wie kann ich mir den vorstellen?"

Klientin: „Groß ist der, es gibt Rasen, Obstbäume und viele Beete."

Therapeut: „Ach, so eine große Vielfalt. Was an der Gartenarbeit lieben Sie denn besonders?"

Klientin: „Ich liebe es, im Beet zu buddeln, ich mag das Gefühl (K) von Erde an den Händen."

Therapeut: „Das ist ein ganz besonderes Gefühl?"

Klientin: „Ja, das tut gut. Es ist feucht und angenehm."

Therapeut: „Und was nehmen Sie noch wahr, während Sie in der Erde buddeln?" (offene Frage nach weiteren Sinneskanälen)

Klientin: „Es riecht (O) klasse nach frischer Erde, und ich spüre (K) die Kühle der Erde, und dann stelle ich mir vor (V), wie das im nächsten Frühling alles wächst und bunt wird."

Therapeut: „Und als Gartenliebhaberin wissen Sie ja um die Rhythmen der Natur, um die Pausen, die sie braucht, um nach Ruhephasen das, was man ausgesät hat, zu seiner Zeit sprießen und wachsen zu sehen. Und da gibt es ja unterschiedliche Philosophien bei Gärtnern. Manch einer beschäftigt sich vor allem damit, Unkraut zu jäten, und empfindet das als schwer und anstrengend, da vergeht ihm die Lust, und er weiß gar nicht, wo er anfangen soll. Andere vertrauen auf die Selbst-Entwicklungen, sie kompostieren nur das, was notwendig ist, in dem sicheren Wissen, das daraus Neues entstehen kann. Und man sich dann damit beschäftigen kann, die Blumen zu düngen und beim Wachsen zu unterstützen. Sodass man die Wahl hat, auf das zu schauen, was einen stört, oder auf das, was schon alles da ist und angelegt ist und sich ganz von selbst entwickelt, und dann ist es einfach gut anzufangen, egal wo."

7.4.2 Ressourcentransfer

Ist eine Ressource erst einmal aktiviert, kann sie im weiteren Verlauf der hypnotherapeutischen Behandlung vielfältig genutzt werden. Der Klient kann sie z. B. im Rahmen von Hausaufgaben zur Selbsthypnose nutzen, sodass der Klient lernt, sich selber in einen guten, ressourcenvollen Zustand zu bringen. Die Ressource kann aber auch im Rahmen der therapeutischen Sitzungen immer wieder aktiviert werden, um das damit verbundene Gefühl mit (neuen) Bewältigungsstrategien zu verknüpfen.

Beim sogenannten Ressourcentransfer wird eine Ressource in eine bisher als problematisch (und nicht ressourcenvoll) erlebte Situation übertragen (transferiert). Zum Ressourcentransfer kann sowohl eine gut aktivierte „unspezifische" Ressource genutzt werden als auch eine Ressource, die mit dem Klienten zusammen ganz gezielt und passend zur Problemsituation gesucht wurde.

Ankern einer Ressource

Ein Ressourcentransfer wird häufig mit der Technik des sogenannten Ankerns verbunden, bei der z. B. ein bestimmter, vorher neutraler Reiz wie eine Körperbewegung/-haltung oder ein visueller (z. B. eine Farbe) oder akustischer Eindruck (z. B. eine Melodie) mit dem zu ankernden Zustand nach dem Prinzip der klassischen Konditionierung gekoppelt wird. Anker sind auf allen Sinnesmodalitäten möglich und ganz im Sinne eines guten Pacings. Die Situation, für die der Anker benötigt wird, sollte mit dem Klienten besprochen und das Setzen des Ankers dementsprechend abgestimmt werden: Ein auffälliger Körperanker könnte z. B. in einer Vortragssituation vor Publikum schwierig sein, eine kleine Bewegung hingegen unauffällig.

Anker werden häufig mit posthypnotischen Suggestionen verknüpft: „Immer dann, wenn Sie diesen Anker nutzen, wird das Gefühl der Gelassenheit wie von selbst spürbar werden." An die oben ausgeführte Aktivierung der Garten-Ressource könnte sich also eine weitere Sequenz anschließen, in der diese Ressource erst geankert und dann in eine Problemsituation transferiert wird:

Therapeut: „… und Sie sich noch einen Moment erlauben können, einfach in diesem inneren Garten alles sehen zu können, was es Wohltuendes zu sehen gibt, alles hören zu können, was es Angenehmes zu hören gibt, und alles fühlen zu können, was es zu fühlen gibt, wenn es so rundum wohlig und angenehm ist und Sie sich so gelassen fühlen …"

Klient: *(lächelt leicht und wirkt sehr entspannt und zufrieden)*

Therapeut: „… und wenn das alles so richtig gut spürbar ist, Sie mir ein kleines Zeichen geben können, z. B. ein kleines Kopfnicken." *(An dieser Stelle können auch ideomotorische Signale wie z. B. eine Levitation genutzt werden.)*

Pause, Therapeut wartet … Klient nickt leicht mit dem Kopf.

Therapeut: „Gut so … Und wenn Sie mögen, Sie mit sich ein kleines (Körper-)Signal vereinbaren können, das es Ihnen erleichtern kann, jederzeit diesen guten und angenehmen Zustand wieder hervorrufen zu können … Für manche ist das so was wie ein Zusammenlegen von Daumen und Zeigefinger, für andere ist es die Berührung der Handfläche auf dem Bauch oder dem Herzen … und diese kleinen Signale so unterschiedlich sein können, wie die Menschen unterschiedlich sind … und Sie dieses kleine Signal jetzt ausführen können, wenn Sie mögen …"

KLIENT: *(legt langsam die Hand auf den Bauch)*

THERAPEUT: „Ja, sehr gut. Und während Sie nun die Kontaktfläche der Hand auf dem Bauch spüren, Sie noch einmal Ihren Garten mit allen Sinnen und allem, was wohltuend dazugehört, spüren können … Und ist es nicht angenehm zu wissen, dass dieses wohltuende, angenehme, gelassene Gefühl, diese angenehme Gelassenheit in Zukunft immer für Sie verfügbar ist? … Und die Hand auf dem Bauch Ihnen helfen kann, in Zukunft dieses Gefühl wieder entstehen zu lassen und spürbar werden zu lassen … und Sie neugierig sein können, wann in der nächsten Zeit Sie das erste Mal bemerken werden, wie Sie ganz bewusst die Hand auf den Bauch legen, um dieses Gefühl wieder spürbar werden zu lassen, und wann zuerst Sie sozusagen Ihre Hand ‚erwischen' werden, wie sie sich wie von selbst auf Ihren Bauch gelegt hat und Sie daran erinnert: Es ist mal wieder Zeit, in den Garten zu gehen …"

Transfer einer allgemeinen Ressource

Wurde die Ressource gut geankert, kann sich, je nach zeitlichem Verlauf, direkt oder in einer der nächsten Therapiestunden der Transfer der Ressource in die als problematisch erlebte Situation anschließen. Dabei ist darauf zu achten, dass zumindest ein kurzer Fokuswechsel vorgenommen wird, um nicht die Problemsituation in die Ressource zu holen (das Problem soll ja nicht in den Garten, sondern der Garten in das Problem). Dies kann z.B. dadurch erfolgen, dass man den Klienten in Trance bittet, die Ressource in den Hintergrund treten zu lassen, oder auch, indem eine kurze Reorientierung (vgl. Fraktionierung) erfolgt.

Im nächsten Schritt wird der Klient gebeten, die Problemsituation über die Sinneskanäle entstehen zu lassen (sich damit zu assoziieren), auf denen sie sich repräsentiert, sodass das Problemerleben in der therapeutischen Situation spürbar wird. Je nach Ausprägung / Intensität sollte hierbei langsam und kleinschrittig vorgegangen werden, immer so weit, wie es gerade geht, ohne dass der Klient vom Erleben überflutet wird.

THERAPEUT: „… und jetzt, wie schon besprochen, Sie für einen Moment das Problem entstehen lassen können … vor Ihrem inneren Auge wahrzunehmen, was Sie wahrnehmen, wenn Sie ‚drin' sind in der Situation, zu hören, was es dann zu hören gibt, zu fühlen, was Sie dann fühlen *(etc.)*, und Sie mir wieder ein kleines Zeichen geben können *(z. B. Kopfnicken)*, wenn das für Sie spürbar ist …"

KLIENT: *(nickt, wirkt angespannt)*

THERAPEUT: „… und Sie dann, wenn das alles spürbar ist, Sie in dieser Situation die Hand auf den Bauch legen und neugierig sein können, wie es sein wird, wenn alles, was damit Gutes und Wohltuendes verbunden ist, in dieser Situation spürbar wird ... und dieser Garten und diese angenehme Gelassenheit sich in Ihnen ausbreiten … und mehr und mehr spürbar wird … und alle Sinne sich aktivieren lassen zu können, sehen, hören, riechen (usw.) … und wie ist das jetzt?"

KLIENT: *(braucht einige Zeit, bis er antwortet)* „Ja, das ist ganz komisch, da steh ich mit der Hand auf dem Bauch hinter dem Rednerpult, das sieht ja keiner, und irgendwie ist das so, als wär ich gleichzeitig auf dieser Bühne und im Garten, das ist ganz interessant …"

THERAPEUT: „Und wie fühlt sich das an, da gleichzeitig auf dieser Bühne und im Garten zu sein und diese Garten-Gelassenheit auf der Bühne spüren zu können?"

KLIENT: „Das ist irgendwie witzig, ich fühl mich wirklich so gelassen und so, als wäre ich in diesem Vortragssaal ganz alleine, so wie sonst im Garten, und irgendwie denke ich: ‚Na, was soll schon passieren?'"

So oder ähnlich könnte sich eine Sequenz zum Ressourcentransfer im Rahmen einer formalen, dialogischen Trance gestalten. Diese Arbeit ist auch in einem noch stärker dialogischen Vorgehen, also sozusagen im Gespräch, ohne formale Trance möglich. Dann würde der Therapeut den Klienten z. B. fragen:

> „Und wenn Sie sich vorstellen, Sie hätten in dieser Situation mit Ihrem Chef, in der Ihnen bisher nichts einfällt, was Sie ihm erwidern können, und in der Sie sich bisher so fühlen, als wären Sie fünf Jahre alt ... Wenn Sie sich da vorstellen, Sie hätten diese Gelassenheit zur Verfügung, die Sie dann haben, wenn Sie ganz in Ihrer Gartenarbeit aufgehen ... Wie wäre das dann in der Situation mit dem Chef?"

Diese Art zu fragen setzt beim Klienten auch ohne formale Trance sehr intensive innere Suchprozesse und damit auch innerhalb eines therapeutischen Gesprächs einen leichten Trancezustand in Gang.

Transfer einer spezifischen Ressource

Zusätzlich zum Transfer einer allgemeinen Ressource gibt es auch die Möglichkeit, eine spezifische Ressource für eine bestimmte Problemsituation zu aktivieren und zu transferieren.

Dazu könnte der Therapeut, ausgehend von der geschilderten Problemsituation, den Klienten fragen: „Welche Ressource (welches Verhalten, welches Gefühl, welche Fähigkeit etc.) wäre für Sie in dieser Problemsituation besonders hilfreich, und woher kennen Sie das?"

Eine andere Möglichkeit, eine passende Ressource zu finden, ist, dem Klienten über eine Affektbrücke (vgl. Kap. 7.6) eine Altersregression anzubieten. Dies führt häufig dazu, dass unwillkürlich starke Ressourcen aus der Kindheit (wieder-)entdeckt werden, die für das erwachsene Ich irrational erscheinen und die man rational verwerfen würde. So kann es z. B. sein, dass ein Klient im Rahmen einer Trance eine Märchenfigur o. ä. wiederentdeckt, die früher von großer Bedeutung für ihn war und nun nutzbar gemacht werden kann für das Problem: „… wenn ich innerlich Winnetou spüre, dann spüre ich die Kraft und die Freiheit, die ich brauche." Auf diese Art wird die Passung von Ressource und Problemsituation und damit die Wirkkraft des Ressourcentransfers erhöht. Die Struktur des Problems kann sich in der Struktur der Ressource wiederfinden und damit auf einer tieferen Ebene gepaced werden. Eine Ruhe-Ressource passt beispielsweise nicht gut zu einer Problemsituation, in der man sich mit dem Chef streitet. Hier wäre es notwendig, eine „aktivere" Ressource zu finden und z. B. die vom Klienten angesprochene Parallele zum Sport aufzugreifen: „Beim Tennisspielen kann ich jeden Ball nehmen, egal, wie er kommt, und egal, wie stark der Gegner ist. Wenn ich das bei meinem Chef könnte, das wäre super …"

Das weitere Vorgehen zur Aktivierung, zum Ankern und zum Transfer dieser spezifischen Ressource erfolgt dann analog zum oben beschriebenen Vorgehen bei einer allgemeinen Ressource.

Erhöhung der Auftretenswahrscheinlichkeit der Ressource

Ist die Ressource erst einmal geankert und / oder transferiert, ist es wichtig, deren Auftretenswahrscheinlichkeit im Alltag des Klienten zu erhöhen.

Dies kann sowohl durch eine Förderung des automatisierten, unwillkürlichen es-haften Erlebens in Verbindung mit posthypnotischen Suggestionen als auch über eine Aktivierung des gezielten, kontrollierten Hervorrufens dieser Zustände durch den Klienten erfolgen.

Dazu bieten sich verschiedene hypnotherapeutische Formulierungen an:

> „... und Sie neugierig sein können, wann zuerst dieses Gefühl wie von selbst auftauchen wird" *(Förderung des unwillkürlichen „es-haften" Erlebens mittels posthypnotischer Suggestion)*
>
> „... und immer, wenn Sie den Blick heben und das Publikum sehen, werden Sie wie von selbst die Hand auf den Bauch legen und diese innere Garten-Gelassenheit sich ausbreiten lassen können ..." *(Kombination der unwillkürlichen Reaktion – innere Gelassenheit wird spürbar – mit einem auslösenden Anker in der Problemsituation – Sehen des Publikums)*

Zur gezielten Aktivierung des Kontrollerlebens des Klienten im Sinne von „Ich versetze mich aktiv in diese Zustände" können sich Fragen eignen wie:

> „Gibt es jetzt schon eine Idee, was Sie daran erinnern kann/Ihnen erleichtern kann, in Zukunft dieses Garten-Gelassenheitsgefühl in dieser Situation spürbar werden zu lassen?"
>
> „Was kann Ihnen helfen, sich daran zu erinnern, die Hand auf den Bauch zu legen und im inneren Garten eine Portion Gelassenheit zu tanken?"

7.5 Selbsthypnose

Wie eingangs erwähnt, erleben alle Menschen spontan auftretende Trancezustände im Alltag, etwa beim Tagträumen.

Es gibt verschiedene Techniken, anhand derer die Fokussierung der Aufmerksamkeit gelernt werden kann, um sie dann situationsspezifisch anzuwenden. Verschiedenste Entspannungsformen, Atem- sowie Meditationstechniken und auch die klassischen Tranceriituale der Blickfixation und Levitation (Armsenken, Handheben ...) können als Selbsthypnosetechniken eingesetzt werden. Diese Selbsthypnosetechniken werden oft von Therapiebeginn an als Hilfe zur Selbsthilfe vermittelt.

„Selbsthypnose ist ein geistig-körperlicher Zustand, in dem weitaus stärker auf Suggestionen reagiert wird als unter normalen Bedingungen. Während der Selbsthypnose lässt man einen Teil der willkürlichen Kontrolle los, um eine andere Form, nämlich unwillkürliche Kontrolle, zuzulassen“ (Alman, 2009, S. 319).

Betrachtet man Autosuggestionen als Vorschläge und Anregungen, die man sich selbst macht, um seine Ziele zu erreichen (z. B. die Formel „Ich bin ganz ruhig“ aus dem Autogenen Training), kann man sich überraschen lassen, wie diese wirksam werden. Diese Autosuggestionen passt man entsprechend den jeweiligen Zielen und Wünschen an.

„Nach M. H. Erickson ist Selbsthypnose am ehesten erfolgreich, wenn die Suggestionen mit Wörtern, Symbolen und Bildern verwoben sind, die persönlich bedeutsam sind“ (Alman, 2009, S. 320). Zur Vertiefung der verschiedenen Techniken und des konkreten Einsatzes von Selbsthypnose empfehlen wir Alman & Lambrou (*Selbsthypnose,* 1996) und Revenstorf & Zeyer (*Hypnose lernen,* 2014).

BEISPIEL

THERAPEUT: „Ich würde Ihnen gerne eine Selbsthypnosetechnik zeigen, die Sie zu verschiedenen Zwecken nutzen können: zur Aktivierung von Ressourcen, zur Beeinflussung körperlicher Vorgänge wie Entspannung, als Einschlafhilfe, zur Stressreduktion, zur Visualisierung von Heilungsprozessen, zur Schmerzbewältigung oder zur mentalen Vorbereitung auf herausfordernde Situationen ...“

KLIENT: „Und komme ich da auch wieder von alleine raus?“

THERAPEUT: „Da sprechen Sie etwas sehr Wichtiges an. Bevor man sich in Trance begibt, muss man natürlich wissen, wie man sie beendet. Die einfachste Art ist, wie vielleicht aus der Entspannungstherapie bekannt: die drei großen As. Arme fest, Atem tief, Augen auf. Also erst bewusst alle Muskeln anspannen, dann tief durchatmen und zuletzt die Augen wieder öffnen. Es gibt auch noch andere Techniken, die zeige ich Ihnen an entsprechender Stelle.
Wenn Sie einverstanden sind, zeige ich Ihnen jetzt eine sehr einfache Technik, die auf Betty Erickson zurückgeht und von Trenkle (2013) weiterentwickelt wurde. Sie können diese Technik immer und überall einsetzen, um die Aufmerksamkeit zu fokussieren.
Ich mache es Ihnen laut vor, und Sie machen es innerlich leise mit. Denn Sie nehmen ja auch andere Dinge wahr als ich, dann benennen Sie einfach Ihre eigenen Wahrnehmungen. Ich beginne damit, vier Dinge zu benennen, die ich sehe, ohne sie zu bewerten, dann vier, die ich höre, und vier, die ich fühle. Wichtig ist, dass Sie sich Zeit dafür nehmen, lassen Sie sich jeweils ein bis zwei Atemzüge Zeit, bevor Sie zur nächsten Wahrnehmung gehen.

Ich sehe das Bild an der Wand, *ich sehe* das Licht, die Farben im Raum und die Sonne draußen scheinen. *Ich höre* meine Stimme, *höre* meinen Atem und den Verkehr von außen, *ich höre* die Stille. *Ich fühle* den Boden unter meinen Füßen, die Temperatur im Raum, die Kleidung auf der Haut und *spüre* meine Atembewegungen.
Dann benennen Sie jeweils auf allen Sinneskanälen drei Wahrnehmungen. Es können die gleichen sein wie beim ersten Mal oder andere. Danach gehen Sie alle zweimal und zuletzt einmal durch.
Was erleben Sie dabei?"

KLIENT: „Ich werde ruhiger und vergesse alles andere. Aber ich hatte Schwierigkeiten mitzuzählen."

THERAPEUT: „Ich würde Sie gerne einladen, das möglichst oft auszuprobieren. Und es ist überhaupt nicht entscheidend, dass Sie genau zählen. Benennen Sie einfach die Dinge, die Sie wahrnehmen. Wenn Sie gleich meine Praxis verlassen, nehmen Sie mal wahr: Wie fühlt es sich an, die Tür zu öffnen, was sehen und hören Sie im Flur? Und natürlich können Sie auch riechen und schmecken, und unten vor der Tür sind der Bäcker und die Parfümerie. Nehmen Sie gerne auch die Sinneskanäle Geruch und Geschmack hinzu, wenn Sie Ihnen präsent sind. Und Sie dürfen sich da ganz frei fühlen, auf Ihre eigene Art zu zählen. Also auch dreimal fühlen, sechsmal hören und zweimal sehen, gerade so, wie es für Sie passend ist."

KLIENT: „Da kann ich also nichts falsch machen?"

THERAPEUT: „Nein, wichtig ist nur, dass Sie dabeibleiben, und wenn Ihnen mal eine Bewertung oder ein Gedanke dazwischenschießt, dann nehmen Sie den einfach auf. Also, während ich sehe und höre, denke ich daran, was ich noch erledigen muss, und fühle wieder den Boden unter den Füßen und sehe das Licht ..."

KLIENT: „Und wie nutze ich das im Alltag ohne Sie?"

THERAPEUT: „Zu Anfang üben Sie das einfach in entspannten Situationen, heute Abend beim Abendessen, beim Zähneputzen oder wann immer Sie Lust dazu haben. Später arbeiten wir dann daran, dass Sie das anwenden können, wenn Sie in herausfordernde Situationen gehen. Wenn Sie also demnächst wieder den Mut haben, alleine einkaufen zu gehen und an der Kasse stehen, da haben Sie ja in letzter Zeit oft, ohne Ihren Einkauf mitzunehmen, die Flucht ergriffen."

KLIENT: „Ja leider, deswegen komm ich ja zu Ihnen."

THERAPEUT: „Genau. Und jetzt stellen Sie sich mal vor, Sie stehen da, und es sind noch vier Leute vor Ihnen an der Kasse, und Sie tun genau das, was wir gerade geübt haben: Ich sehe vier Leute vor mir, einer davon zahlt, ich sehe das Regal mit den Süßigkeiten und draußen das Licht, ich sehe ein

Kind. Ich höre Leute sprechen, die Durchsage im Lautsprecher, draußen bellt ein Hund, und ich spüre mein Herz klopfen, und die Knie sind weich. Und während dessen kann ich auch spüren, wie ich mein Portemonnaie in der Hand halte und die Kleidung auf der Haut, den Schuh am Fuß und die Brille auf der Nase."

KLIENT: „Oh, das alles nehme ich gar nicht wahr, wenn ich Angst habe. Ich spüre nur mein Herz und die weichen Knie."

THERAPEUT: „So ist es. Sie sind so mit alldem beschäftigt, was Ihr Körper macht, wenn er Ihnen Energie bereitstellt, dass alles andere wie ausgeblendet ist, und ich möchte vorschlagen, diese Energiebereitstellungsreaktionen einfach als einen Teil Ihrer Wahrnehmung zu beschreiben, ohne Sie zu bewerten, und dann wieder auf die anderen Sinneskanäle zu wechseln. So machen es die Verhaltenstherapeuten auch. Dort lernen Sie, den Körper wahrzunehmen und die katastrophisierenden Gedanken zu hinterfragen und neue förderliche Bewertungen zu finden."

7.6 Trancetechniken und -rituale

7.6.1 Klassische (direkte) oder indirekte Hypnose

Der Hauptunterschied zwischen klassischer, also direkter, und indirekter Hypnose liegt im Sprachgebrauch und in der therapeutischen Haltung. Klassische Hypnose zeichnet sich vor allem durch direkte Suggestionen und Instruktionen im Imperativ in einem ritualisierten Setting aus. In medizinischen Kontexten (bei Operationen und Notfällen) bedarf es eines klaren und eindeutigen Handelns (z. B. bei Erstickungsängsten: „Sie werden die ganze Zeit wunderbar tief und beruhigt durchatmen können, Sie dürfen beruhigt sein …").

Indirekte Suggestionen zeichnen sich durch offene, vage Formulierungen aus, die oft beiläufig, ohne formale Tranceinduktionsrituale, eingesetzt werden, um Entwicklungsprozesse zu fördern.

Viel diskutiert wird die Frage, ob und wann direkte oder indirekte Suggestionen wirksamer sind. Im psychotherapeutischen Kontext bedarf es bei Personen mit hoher Suggestibilität oder hoher Erwartung an Hypnose als Heilverfahren keiner aufwendigen Tranceinduktionen, weil bereits die Aufforderung, in Trance zu gehen, ausreicht, um in einen Trancezustand zu gelangen, in welchem mit der Hypnotherapie begonnen werden kann. Bei mittlerer Suggestibilität bietet der Erickson'sche Ansatz mit den indirekten Suggestionen gute Möglichkeiten, einen Kontext für Veränderung zu schaffen, in dem die Therapie stattfinden kann. Für die große Mehrheit aller Klienten eignen sich daher vor allem die indirekten Techniken, um eine Trance zu induzieren (vgl. Suggestibilität).

Eine Besonderheit stellen Notfall- und Schocksituationen dar, in denen allein durch die Fokussierung der Aufmerksamkeit auf das Geschehen die Suggestibilität erhöht ist. Kommt man z. B. mit starken Schmerzen und einer entsprechend hohen Erwartung, Hilfe durch das Personal zu erhalten, ins Krankenhaus, misst man den Worten und Handlungen (des Arztes, der Krankenschwester etc.) mehr Bedeutung bei als in körperlich und emotional stabilen Situationen. Daher rücken selbst „wohlmeinende" Sätze wie „Achtung, es kann jetzt gleich kurz wehtun!" (und erst recht tödliche Diagnosen) in den Fokus der Aufmerksamkeit und verursachen eine Problemtrance, der man sich nur schwer entziehen kann (zur Vertiefung Muffler, 2015, und Hüllemann, 2013).

Eine zuversichtliche, mitfühlende Haltung des Behandlers hingegen erhöht, verbunden mit direkten, auf ein positives Erleben orientierten Suggestionen, das Erleben eigener Selbstwirksamkeit und Zuversicht: „Es wird vielleicht einen Moment dauern, bis Sie nach und nach merken, dass Sie ganz ruhig und sicher sein können", „Wir kümmern uns um Sie und werden alles dafür tun, dass es Ihnen sobald wie möglich wieder besser geht und Sie sich wieder wohler fühlen". Oder auch: „Ah, wunderbar, die Heilung hat schon begonnen."

Klassische Hypnose und direkte Suggestionen

Klassische Hypnose wird häufig zur Tranceinduktion genutzt, als Intervention im Therapieverlauf, und sie wird mit der Ausleitung aus dem Trancezustand zurück in den „normalen" Wachzustand beendet (Reorientierung) und gegebenenfalls mit posthypnotischen Aufträgen verbunden.

Nach Absprache mit dem Klienten wird eine formale Tranceinduktion eingeleitet, die die therapeutische Arbeit ermöglicht. Dem Therapeuten kommt hier eine aktive und bestimmende Rolle zu. Der Klient reagiert mehr, als dass er agiert. Dies setzt im therapeutischen Kontext einen guten Rapport, großes Vertrauen, eine sorgfältige Auftragsklärung und informative Aufklärung über das Verfahren voraus.

7.6.2 Tranceinduktion

An dieser Stelle werden einige klassische Tranceinduktionstechniken vorgestellt, die auch Eingang in die Erickson'sche Hypnotherapie gefunden haben (zur Vertiefung Bongartz & Bongartz, 2000, und Revenstorf & Peter, 2015).

Treppenmetapher

Metaphorisch dient das imaginierte Begehen einer Treppe dazu, mit jeder Stufe tiefer in Trance zu gehen. Hier empfiehlt es sich zu fragen, ob die imaginierte Treppe hinauf oder hinunter führt, beides ist möglich. Als Erweiterung kann man das Unbewusste als Gestalt symbolisieren, um ihm am Ende der Treppe zu begegnen.

> „… und jetzt, wo Sie schon all die Dinge im außen haben in den Hintergrund treten lassen, lade ich Sie ein, über eine Treppe – und dabei mit jeder Stufe tiefer – in Trance zu gehen. Je länger Sie Ihre Treppe beschreiten, desto näher kommen Sie Ihrem Unbewussten. Und ich weiß nicht, wie Sie Ihr Unbewusstes wahrnehmen, vielleicht hat es irgendeine symbolische Gestalt, die Sie am Ende der Treppe erwartet? Und wie begrüßen Sie sich? Und wenn Sie sich nahe genug sind, können Sie ihm vertrauensvoll Ihre Frage vorlegen. Und warten einfach ab, ob und wie es Ihnen antwortet …"

Augenfixation / Lidschluss

Augenfixation ist eine Induktionsmethode, die über das Fixieren eines Gegenstands (Finger, Stift, Kristallkugel, Pendel, Licht) zu einer Ermüdung der Augenmuskulatur führt und damit eine Fokussierung nach innen bewirkt. Sie ist auch durch Hypnosedarstellungen in den Medien sehr verbreitet.

> „… und konzentrieren Sie sich jetzt bitte darauf, diesen Punkt hier (z. B. *Lampe oder Stift*) zu fixieren, um, während Sie mir zuhören, immer ruhiger und entspannter zu werden. Bemerken Sie, was sich in der Peripherie Ihres Blickfelds verändert, Dinge, die unscharf werden, der Hintergrund, der zu schwimmen beginnt, und schauen Sie weiter einfach auf diesen Punkt und nehmen wahr, wie die Augenlieder schwer werden, die Augen müde, und erlauben Sie den Augenlidern einfach, sich zu schließen, sodass wenn die äußeren Augen geschlossen sind, Sie den Blick für die inneren Bilder schärfen können …"

Rituale, die alle Sinneskanäle einbeziehen

Die Sinneskanäle werden in sogenannte Fernsinne im außen und Nahsinne im Innen unterschieden:

Fernsinne **V** = visuell (Sehen), **A** = akustisch (Hören)
Nahsinne **K** = kinästhetisch (Fühlen), **O** = olfaktorisch (Riechen), **G** = gustatorisch (Schmecken)

Die Nahsinne sind affektiv bedeutsamer als die Fernsinne, sie ermöglichen eine unmittelbare Erlebensperspektive. Nimmt man einen bestimmten Geruch (O) wahr, ist der oft assoziiert mit Erinnerungen: der Duft von Sonnenöl mit dem letzten Urlaub, ein Parfum weckt Assoziationen an die erste Liebe, die Lieblingsspeise (G) erinnert an die glückliche Zeit mit den Großeltern in der Kindheit. Daher eigenen sich die Nahsinne besonders, um Erinnerungen anzureichern und Ressourcen zu aktivieren (vgl. Overlapping, Kap. 6.3). Gleichzeitig konditionieren auch negative Erlebnisse und Emotionen durch Gerüche sehr schnell. Daher ist es bei der Exploration von Symptomen und Affekten in formaler Trance wichtig, zuerst nur die Fernsinne zu explorieren. Die Fernsinne schaffen Distanz, sie dienen der Beobachterperspektive (V), sie sind affektiv eher bedeutungslos und damit geeignet zur Dissoziation. Es gelingt uns, beim Fernsehen in den Nachrichten die Schrecken der Welt anzuschauen (V) und gleichzeitig genüsslich Chips zu essen (G), solange die neutrale Stimme (A) eines Moderators emotionslos berichtet. Je mehr Sinneskanäle bei der Berichterstattung angesprochen werden, desto emotionsreicher wird das Erleben.

Wie bereits geschildert, ist für die Hypnotherapie das VAKOG-Modell (vgl. Kap. 4.1) bedeutsam, und zwar sowohl im Rahmen der Rapportgestaltung als auch bei einzelnen Tranceinduktionen. Es ist deshalb so nutzbringend anzuwenden, weil

- es für das Verständnis des Symptoms relevant ist zu erfassen, auf welchem Sinneskanal das Symptom repräsentiert ist. So beschreiben Angst- oder Schmerzpatienten ihr Erleben oft zuerst kinästhetisch. Viele Angstpatienten berichten bei der Exploration zuerst von Herzrasen, Übelkeit, weichen Knien (K) und später von Bildern (V), wie sie sich zusammenbrechen oder einsam auf der Straße liegend sehen. Das ermöglicht Hinweise darauf, auf welchem Sinneskanal die Problemtrance manifestiert ist, andere Sinneskanäle oder die Submodalitäten des Hauptkanals sind dann oft ausgeblendet / dissoziiert. So nehmen die Klienten in einer beliebigen Angstsituation (z. B. Warten in der

Kassenschlange des Supermarkts) zwar die kinästhetisch manifestierten Angstsymptome wie Herzrasen, Atemnot und weiche Knie wahr, haben aber in dem Moment keinen Zugang zu anderem kinästhetischen Erleben (wie z. B. den sicheren Boden unter den Füßen bewusst zu spüren oder die Geldbörse in der Hand).

- es den Rapportaufbau erleichtert, wenn der Hauptsinneskanal des Erlebens zuerst gepaced wird. „Wenn ich Sie richtig verstehe, spüren Sie also, wenn Sie Angst haben, vor allem Ihre Körpersymptome wie Schwitzen, Herzrasen und diese eklige Übelkeit? Sie fühlen sich dann ganz fürchterlich und befürchten, ohnmächtig zu werden. Und dann fällt Ihnen gar nichts mehr ein von dem, was Sie sich vorgenommen haben …"
- eine Form der klassischen Tranceinduktionen die Aufmerksamkeit über die Fernsinne auf die Nahsinne lenkt. Der kinästhetische Kanal ist der „Umschaltmodus" von außen nach innen. Der Fokus auf die Unwillkürlichkeit der Atmung und damit gekoppelte Suggestionen als Leading (z. B. dass Atmung von Geburt an unwillkürlich passiert, dass man dafür gar nichts tun muss, weil sie einen im Schlafen wie im Wachen ganz von selbst versorgt) bieten einen eleganten Übergang vom willkürlichen in den unwillkürlichen Körpermodus.

Diese Art von Tranceinduktion dient der Aufmerksamkeitslenkung. Der in Kap. 3.2 beschriebene Aspekt der Dissoziation von bewusstem und unbewusstem Wissen lädt ein, zu akzeptieren, dass beide Ebenen zugleich präsent sind und man die Wahl hat, welcher man sich zuwendet. Dadurch wird der Zugang zum Unbewussten geöffnet. Das Ansprechen der unwillkürlich ablaufenden inneren Prozesse wie Atmung, Herzschlag oder auch Blutkreislauf erleichtert den Zugang zum unbewussten Wissen.

Induktion einer Katalepsie und Levitation

Katalepsie ist ein Zustand deutlicher Tonuserhöhung der Muskulatur. Sie beruht auf dem Prinzip der Unwillkürlichkeit und entsteht in Form einer Anspannung von Beuge- und Streckmuskulatur des Arms. Auf der muskulären Ebene gibt es ein Wechselspiel zwischen Anspannung und Entspannung, dadurch entstehen die für die Levitation typischen ruckartigen Bewegungen. Im Gegensatz zum gezielten und bewussten Anheben einer Hand oder eines Arms, also einer willkürlichen Bewegung, geschieht die Levitation unwillkürlich.

Katalepsie ist eine Vorbedingung für eine Finger-/Hand- oder Armlevitation. Die gemessene Muskelaktivität ist bei der unwillkürlich entstehenden Levitation geringer als beim aktiven Heben des Arms (Peter et al., 2014). Sie kann spontan oder induziert auftreten. Typische Körpersensationen sind: Kribbeln, eine veränderte Sensitivität, Taubheit, Kühleempfindungen und die sogenannte wächserne Biegsamkeit.

Die Induktion von Leichtigkeit oder Schwerelosigkeit der Hand oder des Arms führen zu unwillkürlichen Bewegungen und bei der Levitation zu einem Schwebezustand der Hand.

7.6.3 Hypnotherapeutische Arbeit in Trance

Nachdem eine Tranceinduktion erfolgt ist, beginnt die eigentliche hypnotherapeutische Arbeit in diesem Trancezustand in Form verschiedener Interventionen, die im Folgenden vorgestellt werden.

Ideo- und Idiodynamik

Ideodynamik ist der Überbegriff für Bewegungen, Empfindungen und Gedanken, die unwillkürlich entstehen und für die Hypnose nutzbar gemacht werden.

Peter (2006) führte die Unterscheidung zwischen ideomotorischen und idiomotorischen Bewegungen mit dem Ziel ein, bei der Handlevitation einen Unterschied zu verzeichnen zwischen „konkreten aktiven und bewusstseinsnahen ideomotorischen Vorstellungen (…) wie die eines Heliumballons und jenen abstrakten, passiven und eher bewusstseinsfernen wie die, überhaupt nichts mehr zu tun, sich auch nichts mehr vorzustellen und alles (idiomotorisch) dem Unbewussten zu überlassen" (Peter et al., 2014, S.108).

Bei der Ideomotorik führt eine bewusste Vorstellung oder Idee (gr. *ideos* = Idee) zu unwillkürlichen Reaktionen und Veränderungen der Motorik:

> „Stellen Sie sich vor, ein Luftkissen liegt unter Ihrer Hand und wird mit jedem Atemzug aufgeblasen und bewegt die Hand dadurch nach oben. Oder ein mit Helium gefüllter Luftballon ist mit unsichtbaren Fäden an Ihrer Hand befestigt, steigt auf und zieht die Hand ganz sachte nach oben."

Nach Peter (2006, S.44 ff.) sind idiomotorische Reaktionen hingegen „vom Erleben völlig dissoziierte, also völlig selbstständige Bewegungen“ und Empfindungen, die aus sich selbst heraus (gr. *idios* = selbst) ohne jegliches kognitives oder imaginatives Zutun (wie z. B. die Vorstellung eines schwebenden Luftballons, der die Hand nach oben zieht) entstehen:

> „Und jetzt überlassen Sie es einfach Ihrem Unbewussten, sich der Frage nach der Entstehung Ihrer Angst zuzuwenden, und warten ab, was passiert. Wenn Ihr Unbewusstes eine Antwort hat, werden Sie merken, wie sich Ihre Hand ganz von selbst hebt.“

Ideomotorisches Signalisieren

Polanyi (1985) führte den Begriff des stillen, d.h. impliziten Wissens ein. Dieses Wissen enthält Informationen, die das Bewusstsein ergänzen können. Durch sogenanntes ideomotorisches Signalisieren als Kommunikationsweg zum Unbewussten kann dieses implizite Wissen abgefragt werden. Es wird dazu ein Signalsystem etabliert, das die Wahrnehmung von unwillkürlichen und unbewussten Prozessen in den Vordergrund stellt, die als „Antworten des Unbewussten“ auf bestimmte Fragen utilisiert werden können.

Psychopathologische Symptome treten unwillkürlich auf und sind bewusst nicht beeinflussbar. Die Symptome sind für den Klienten anfänglich weder verstehbar noch kontrollierbar. Die „Sprache“ der Symptome ist also die der Unwillkürlichkeit, die der Hypnose ebenfalls. Somit sprechen Symptom und Hypnose die gleiche Sprache. Es ist ein Ziel der Hypnotherapie, dem Klienten eine Kommunikation mit dem Symptom zu ermöglichen, um es als kontrollierbar und beeinflussbar zu erleben. Daher kann man ideomotorische Techniken als Dolmetscher nutzen, der hilft, die unwillkürliche Körpersprache des Symptoms zu verstehen.

Die bekannteste Form der Ideodynamik ist das ideomotorische Signalisieren mittels Handlevitation oder unwillkürlicher Fingersignale.

Einsatz von ideomotorischem Signalisieren

- zur Trancevertiefung („Je leichter die Hand wird, desto tiefer kann die Trance werden“)
- als nonverbales Signalsystem zur Antwort des Unbewussten auf konkrete Fragen:
  „Ist es in Ordnung, sich jetzt der Frage nach der Entstehung des Symptoms zuzuwenden? Wenn ja, wird sich die rechte Hand wie von selbst heben, wenn nein, die linke.“
  Wenn eine Handlevitation sichtbar oder für den Klienten deutlich spürbar ist und demnach also das Unbewusste zustimmt, kann man mit der konkreten Symptombefragung beginnen, also auf implizites Wissen zurückgreifen: „Je klarer Ihnen wird, worum es geht, desto leichter wird Ihre Hand werden.“
- Zur Klärung von Ambivalenzen. Man ordnet z. B. der einen Hand das „Pro“ zu, der anderen das „Contra“ und überlässt es dem Unbewussten, beide Seiten genau zu explorieren:
  „Bitten Sie Ihr Unbewusstes nun, all das zu verdeutlichen, was *dafür* spricht, ihr Vermeidungsverhalten aufzugeben, und schauen Sie, welche Hand für die Pro-Seite steht und entsprechend leichter wird.“
  Wenn das deutlich genug geworden ist:
  „Nun bitten Sie Ihr Unbewusstes, all das zu verdeutlichen, was *dagegen* spricht, Ihr Vermeidungsverhalten aufzugeben, je klarer das wird, desto leichter wird die andere Hand.“ Nachdem beide Seiten aktiviert sind, kann man z. B. fragen: „Können Sie jetzt einen inneren Dialog zwischen den beiden Seiten gestalten? Und was kann die eine Seite von der anderen Seite lernen oder brauchen?“
- Zur Aktivierung von Ressourcen geht man in Trance über die Altersregression zu Zeiten zurück, in denen der Zielzustand erlebt wurde und das Symptom nicht vorhanden war. Damit kann der Klient an gute Erfahrungen anknüpfen oder andere Ressourcen aktivieren, die auch in der Gegenwart hilfreich sein können.

Unwillkürliche Körperreaktionen

Über die unwillkürlich entstehende Handlevitation hinaus ist auch der Bereich der unwillkürlichen Körpersprache im Bereich der Idiodynamik einzuordnen. Dazu gehören auch die von Erickson Minimal Cues genannten unwillkürlichen Körperantworten:

- Veränderungen im Muskeltonus
- Kopfnicken und Kopfschütteln

- Lidschluss und Augenbewegungen
- Die unwillkürliche Aufrichtung der Wirbelsäule
- Tränenfluss
- Schlucken
- Atembewegungen durch reflexhaftes, zum Teil hörbares Ein- oder Ausatmen, tief Durchatmen
- Veränderungen im Stimmklang, im Sprechtempo

Bedeutsam sind die unwillkürlichen Reaktionen als unbewusste Körperantworten während des gesamten Therapieverlaufs. Die unwillkürlichen nonverbalen Körperantworten des Symptoms sind für Außenstehende bereits wahrnehmbar, bevor der Klient sein Erleben in Worte fassen kann. Wenn der Therapeut den Blick defokussiert, können Veränderungen in der Peripherie leichter wahrgenommen werden. Sowohl in der Anamnese wie auch beim Explorieren des Zielzustands ergeben sich unwillkürliche Körperreaktionen scheinbar wie von selbst. Diese können besonders effektiv für die Gestaltung des Tranceprozesses durch Pacing und Leading verwendet werden.

Altersregression

Eine Altersregression ergibt sich im Alltag oft spontan. Unerwartet werden Erinnerungen und Gefühle, die mit vergangenen Ereignissen zusammenhängen, aktiviert. Nimmt man den Duft der Lieblingsspeise wahr, die es in der Kindheit zu feierlichen Anlässen gab, fühlt man sich in der Zeit zurückversetzt: „Ich fühle mich auf einmal wie mit sieben Jahren, als ich geborgen in der Küche meiner Oma saß und diesen leckeren Kuchen aß, den es nur dort gab."

Genauso ist es aber auch möglich, dass Auslösereize unangenehme Erinnerungen reaktivieren und damit zu einer Problemtrance führen.

Indikationen für das explizite Durchführen einer Altersregression

Eine Altersregression kann in der Therapie hilfreich sein, um Ressourcen, die nicht mehr bewusst zugänglich sind, wieder zu erinnern und Symptome verstehen zu lernen, die in der Gegenwart zwar lästig sind und scheinbar grundlos auftreten, zum Zeitpunkt ihrer Entstehung jedoch durchaus Sinn ergaben.

1. *Ressourcenaktivierung*

Um Ressourcen aus der Vergangenheit zu aktivieren, die man für die Gegenwart als Unterstützung reaktivieren kann. Hierzu bietet es sich an, in der Assoziation zu arbeiten, also das jüngere Ich direkt zu befragen, was es z. B. – angelehnt an das obige Beispiel – in Omas Küche genau wahrnimmt. Je mehr Sinne (VAKOG) beteiligt sind, desto intensiver wird das Erleben (vgl. Peter, 2006).

> „Erlauben Sie Ihrem Unbewussten, eine Zeitreise zurück in die Vergangenheit zu machen und dabei herauszufinden, wo Sie dieses angenehm wohlige Erleben von Geborgenheit *verspürt haben*. Und jetzt, wo Sie wieder in Omas Küche *sind*, *nehmen Sie* mit allen Sinnen *wahr*, was Sie umgibt. Und jede Küche ist anders, und welche Eigenart hat diese Küche, *was sehen Sie* an typischen Dingen oder an Lichtverhältnissen? *Gibt es* Klänge, Stimmen oder Geräusche an diesem Ort? *Was ist* der typische Duft, den Sie mit dieser speziellen Oma-Küche verbinden? Und *können Sie* den Geschmack des Kuchens auf der Zunge *wahrnehmen*? Und all diese verschiedenen Wahrnehmungen können zugleich das Gefühl der Geborgenheit vertiefen, mehr und mehr.“

Bei der Ressourcenaktivierung wechselt die Sprache von der Vergangenheits- in die Gegenwartsform, um den Erlebenscharakter im Hier und Jetzt zu verstärken.

2. *Symptombefragung über Affektbrücke*

Wenn die Ursache für eine aktuelle Symptomatik in der Vergangenheit vermutet wird, kann der Klient in der hypnotherapeutisch induzierten Altersregression angeleitet werden, sich innerlich zurückzuerinnern. Dies erfolgt entweder über eine explizite Tranceinduktion mit oder ohne Instruktion zur Handlevitation oder in indirekter Weise.

Achtung: Manche Klienten haben den Wunsch, mittels Hypnose verdrängte Erinnerungen „wieder auszugraben“. Aber eine Altersregression nur wegen des Erkenntnisgewinns durchzuführen birgt die Gefahr der Retraumatisierung und kann zum sogenannten False-Memory-Effekt führen („Syndrom der falschen Erinnerung“; Erinnerungen an Geschehnisse, die nicht stattgefunden haben).

Mittels der auf John Watkins (1971) zurückgehenden Affektbrücke wird das Unbewusste in einer expliziten Trance befragt, welchen Sinn ein unerklärbarer Affekt der Gegenwart zum Zeitpunkt seiner Entstehung in der Vergangenheit hatte.

Im Gegensatz zur Ressourcenaktivierung bietet es sich hier an, erst einmal in der Dissoziation zu arbeiten. Das heißt, die erwachsene Person von heute schaut auf die Zeit von damals und berichtet aus der Beobachterperspektive über das, was sie dort sieht. Die Beobachterperspektive dient dem Schutz vor Affektüberflutung. Je mehr belastende affektive Beteiligung (z. B. Angst oder Wut), desto wichtiger ist ein geeigneter Abstand. In der Regel finden sich Situationen, in denen dieses Symptom oder der Affekt sinnvoll war. Gelingt es dem Klienten, die Sinnhaftigkeit angemessen zu würdigen, ist der Weg frei für eine Neukonstruktion der Vergangenheit, etwa durch das Aufzeigen von Ressourcen aus Gegenwart oder Vergangenheit.

3. Vertragsarbeit

Die Vertragsarbeit beschreibt ein Bündnis zwischen dem erwachsenen Ich von heute und dem Symptom. Wir differenzieren zwischen Anteilen, die das Symptom repräsentieren (sogenannte Symptomteile oder Symptomseiten), und solchen, die mit Ressourcen assoziiert sind (vgl. Kap. 6: Bewusst-unbewusst-Dissoziation).

Diese Technik ist hilfreich, wenn Zeit überbrückt werden muss, weil eine Prüfung oder ein öffentlicher Auftritt ansteht oder die Therapiesitzung beendet werden muss und die Symptomatik noch nicht oder nicht hinreichend zu Ende bearbeitet werden konnte.

Ziel ist es, die bisher unwillkürlich auftretenden Symptome mittels Symptomexploration und Affektbrücke in ihrer Funktionalität verstehen und würdigen zu lernen und dann durch Ressourcenaktivierung neue Bewältigungsstrategien zu entwickeln.

Eine Befragung des Symptomteils in Trance mittels ideomotorischen Signalisierens eröffnet einen Zugang zum unwillkürlichen Wissen. Deutlicher wird dies in folgendem Beispiel: Hier geht es um die Behandlung von Prüfungsangst. Die Klientin hat den Prüfungsstoff gut gelernt und kann das Gelernte zu Hause abrufen, nicht aber in der Prüfung selbst.

> „Weiß Ihr Unbewusstes, worum es bei der Angstsymptomatik geht? Wenn ja, wird sich eine Leichtigkeit in einer Ihrer Hände bemerkbar machen."
> Wenn eine Levitation zustande kommt und das Unbewusste damit bejaht, dass es etwas weiß, fragt man weiter im Sinne einer Affektbrücke:
> „Überlassen Sie es nun Ihrem Unbewussten, herauszufinden, wo wir hinschauen müssen, um zu verstehen, woher Sie dieses Angstgefühl kennen. Je klarer das wird, desto höher geht die Hand."
>
> Es empfiehlt sich, die Klientin eine Beobachterperspektive einnehmen zu lassen, um aus der Perspektive des erwachsenen Ichs, dessen Ressourcen man ja vorher exploriert hat, auf die Zeit von damals zu schauen, um eine Affektüberflutung zu verhindern:
> „Schauen Sie bitte genau, wie viel Abstand Sie heute brauchen, um in Ruhe auf die Situation von damals zu schauen."

Dann wird in Trance mit der Klientin exploriert, was in der Entstehungszeit geschehen ist, das dieses Gefühl ausgelöst hat. Ziel ist es, ein Verständnis für die Gefühle und das Verhalten des Symptomteils zu bekommen. Oft spielen Themen wie Überforderung, Alleingelassenwerden, Stress, Schuld, Scham und Loyalitätsgefühle eine entscheidende Rolle. Es gilt zu verdeutlichen, dass der Symptomteil in einer früheren Lebenszeit funktional war, aber heute nicht mehr zuständig und oft auch überfordert ist: Er hat nur das Wissen und die Ressourcen aus der Entstehungszeit zur Verfügung und keinen Zugang zu den Ressourcen von heute. Die Klientin soll erleben, dass sie andere, neue Ressourcen hat, zu denen sie in der problemorientierten Fokussierung keinen Zugang hat, solange der Symptomteil unwillkürlich „mitmischt". Die zentrale Frage im Rahmen der hypnotherapeutischen Vertragsarbeit ist also: „Wann und unter welchen Umständen ist das Unbewusste / der Symptomteil bereit, sich aus dem heutigen Leben herauszuhalten? Was braucht er dafür an Sicherheit und Informationen, damit das erwachsene Ich kompetent handeln kann?"

Um diese Verständigung zu erleichtern gilt es, zwischen den beiden Teilen einen genauen Vertrag zu erarbeiten: Das erwachsene Ich sichert zu, sich zu kümmern, sobald es geht, spätestens nach Auftritt / Tag X; im Gegenzug lässt der Symptomteil die Erwachsene bis dahin in Ruhe. Dies kann in Trance mittels ideomotorischen Signalisierens verhandelt werden:

„Wenn das Unbewusste *(der Symptomteil)* zustimmt, sich an den Vertrag zu halten, und bereit ist, darauf zu vertrauen, dass die Erwachsene genügend Ressourcen hat, um das Problem, die Prüfung zu lösen, wird wieder eine Hand leichter."

Vertragsarbeit kann auch im Gespräch erfolgen, indem man den Klienten verschiedene Perspektiven im Raum (Stühle ...) einnehmen lässt oder einen tatsächlichen schriftlichen Vertrag aufsetzen.

Erfolgt keine Zustimmung, kann im Sinne des Ökologiechecks die Frage helfen: „Was haben wir übersehen bzw. gibt es vorher zu klären?"

Amnesie und posthypnotische Suggestionen

Zur Ausleitung einer Trance können Amnesieangebote gemacht werden, um das in Trance aktivierte Wissen zur weiteren Wirkung dem Unbewussten zu überlassen und dem bewussten willkürlichem Denken zu entziehen. Auch posthypnotische Suggestionen dienen dazu, das unwillkürliche Wissen nach Beendigung der formalen Trance abrufbar zu machen.

Amnesie und posthypnotische Suggestionen sind vor allem durch die Bühnenhypnose bekannt und oft mit der Angst verbunden, in Trance der Macht des Hypnotiseurs und ggf. der Gefahr des Missbrauchs ausgesetzt zu sein. Gleichzeitig hegen viele Klienten die Hoffnung, dass gerade eine Hypnotherapie eine so große „Macht" ausübt, dass sie schnell zum gewünschten Erfolg führt.

Amnesie. Amnesie ist ein natürliches Phänomen, das häufig spontan auftritt. Im Erickson'schen Ansatz geht es um die Würdigung der guten Absicht des Symptoms, um Aktivierung von Ressourcen und die Etablierung innerer Wahlfreiheit. Deswegen ist eine gezielte Amnesie-Induktion nur in besonders begründeten Ausnahmefällen indiziert. Die direkte Suggestion einer Amnesie gelingt zudem nur in etwa fünf Prozent der Fälle. Allerdings zeigen in Showhypnosen einige hochsuggestible Menschen das Phänomen der induzierten Amnesie. Aber der Effekt ist nur kurzfristig und im Sinne der sozialen Erwünschtheit zu interpretieren. Hartnäckige neurotische oder psychosomatische Symptome können auf diese Weise selten sinnvoll und effektiv behandelt werden.

Amnesietechniken dienen der Stabilisierung des Klienten, wenn z. B. während einer Traumatherapie zu viel emotional belastendes Material auf einmal erinnert wird, oder auch am Ende einer Sitzung, die beim nächsten Treffen thematisch fortgesetzt werden soll.

Unterschieden werden:

1. symbolische Techniken zum Zwecke der Dissoziation des affektiven Erlebens (z. B. ein inneres Foto davon machen, was man wahrgenommen hat, und dieses in einem Tresor ablegen),
2. strukturelle Techniken wie das Stufenmodell (*embedded metaphors;* z. B. die Löwengeschichte, Trenkle, 2013).
3. Überraschung und Humor werden unmittelbar nach der Trance eingesetzt, um den Klienten vom Thema abzulenken und dadurch Amnesie auszulösen.

Posthypnotische Suggestionen. Posthypnotische Suggestionen wirken nach dem Prinzip der klassischen Konditionierung: Alltägliche Auslöser werden mit (positiven) Formulierungen gekoppelt und mit gewünschten Gefühlsqualitäten verbunden:

> „Immer wenn Sie das Telefon klingeln hören, werden Sie merken, wie Sie durchatmen, spüren Sie den Kontakt der Füße zum Boden, fühlen mit jedem Ausatmen mehr Ruhe und sprechen gelassen und ruhig."

7.7 Reorientierung und Nachgespräch

Es ist von Therapiebeginn an sinnvoll, selbsthypnotische Kompetenzen beim Klienten zu fördern, um dessen Autonomie- und Selbstwirksamkeitserleben zu fördern. Dafür müssen auch die Techniken der Reorientierung vorab genau erklärt und eingeübt werden.

Je mehr Angst vor Kontrollverlust besteht, desto wichtiger ist es, dem Klienten erfahrbar zu machen, dass er den Tranceprozess selbst gestaltet und jederzeit Einfluss nehmen kann.

Techniken zur Reorientierung

Insgesamt bietet es sich an, die Trance auf die Art zurückzunehmen, auf die sie induziert wurde. Ist die Tranceinduktion von außen (V, A) nach innen (K) erfolgt, geht man bei der Reorientierung in umgekehrter Reihenfolge vor. Das heißt, die Orientierung wird von der Innenwelt des Klienten wieder auf die Außenwahrnehmung gelenkt.

- „Wenn Sie die Trance zurücknehmen wollen, spüren Sie jetzt erst den Boden und die Sitzfläche, spannen Sie Ihre Muskeln an, dann recken, strecken, tief durchatmen (K), um dann wieder die Sinne mehr nach außen zu lenken, wieder bewusster hören, was es zu hören gibt (A), und die Augen bitte erst öffnen (V), wenn der Körper wieder ganz wach ist."
- „Wenn Sie über eine Treppe tiefer in Trance gegangen sind, dann gehen Sie die Treppe andersherum wieder zurück."
- „Wenn Sie die Trance über Zählen vertieft haben, zählen Sie rückwärts."
- Gerade zu Anfang empfiehlt es sich auch, sich auf eine bestimmte Zeit zu begrenzen und sich z. B. einen Wecker zu stellen.
- „Und natürlich kommen Sie auch von selber aus einer Trance wieder heraus und reorientieren sich spontan."

Bei der Trancearbeit mit Katalepsie und Levitation:

„Okay, dann können Sie sich, wenn Sie das möchten, bei Ihrem Unbewussten bedanken für die Unterstützung, für die Erfahrung, für den Zugang, der es Ihnen ermöglicht hat, auf so leichte, angenehme Art das Schwere leicht zu machen *(Vorbereitung der Reorientierung)*, sodass die Hand mit der Zeit wieder ihren Platz finden kann *(Rücknahme der Katalepsie)* und Sie mit der gleichen Sorgfalt, mit der Sie in Trance gegangen sind, die Übung wieder beenden können. Und wie Sie es der Hand überlassen können, mit ihrem eigenen Tempo und auf ihre eigene Art und Weise ihren Weg zurück zu finden und *(posthypnotischer Auftrag)* all das mitzunehmen, was hilfreich ist an Eindrücken, an Erfahrungen, und in dem sicheren Wissen, jederzeit darauf zurückgreifen zu können. Während die Finger vielleicht schon den ersten Kontakt spüren zur Stuhllehne und vielleicht doch noch nicht genau zu wissen, wie weit der Weg noch ist. Das Wissen: Ich kann es meinem Unbewussten überlassen, die Hand wieder schwerer werden zu lassen und zu spüren, da gibt es wieder Kontakt. Und vielleicht fühlt sich die eine noch anders an als die andere, was völlig normal ist. Und sich nun zu erlauben, die Sinne wieder nach außen zu orientieren, wieder bewusster zu spüren, den Kontakt des Körpers zum Sessel, die Atmung, die Lehne im Rücken und unter den Armen. Während Sie die Geräusche im außen wieder mehr wahrnehmen. Um dann die Augen erst zu öffnen, wenn Sie wirklich so weit sind, und Sie sich jetzt wieder voll ins Hier und Jetzt orientieren *(Reorientierung)*."

Abschließende Klärung: das Nachgespräch

Das Nachgespräch zur Trance hängt in seiner Gestaltung zum einen vom Ablauf der Trancearbeit, zum anderen aber auch von der Persönlichkeit und den Bedürfnissen des Klienten ab. War die Trancearbeit z. B. dialogisch, haben Therapeut und Klient sich bereits in der Trancearbeit über die Inhalte des Erlebens verständigt, so besteht in der Regel weniger Bedarf an einer Nachbesprechung. Hat der Klient in der Trance hingegen nicht oder kaum gesprochen oder war das Erleben in der Trance schwierig, kann es sehr wichtig sein, mit dem Klienten das Erleben zu besprechen, um dadurch Hinweise zur Gestaltung der nächsten Tranceeinheiten zu erhalten und im Nachgang das Erleben zu pacen. So kann es z. B. wichtig sein, vom Klienten zu erfahren, in welchen Momenten er sich gut begleitet gefühlt hat („Immer wenn Sie von der vertieften Atmung gesprochen haben, dann habe ich gemerkt, wie ich noch mal tiefer in die Trance gegangen bin") und in welchen Momenten es vielleicht eher Störgefühle gab, die nicht ausreichend gepaced wurden („Als Sie davon gesprochen haben, dass ich eine Treppe runtergehen soll, da ist mir ganz komisch geworden, ich musste an die Treppe in meinem Elternhaus denken, und da kamen ganz unangenehme Erinnerungen hoch").

Zusätzlich kann im Rahmen eines Nachgesprächs die Ratifikation des Trancezustands noch einmal vertieft werden, indem Trancephänomene wie etwa die Zeitverzerrung kurz erfragt werden.

Häufig werden solche, zur Ratifikation geeignete Phänomene auch ohne Nachfrage des Therapeuten vom Klienten geäußert, z. B. wenn dieser nach der Trance auf die Uhr schaut und erstaunt feststellt, wie spät es schon ist.

Bei Klienten, die sich selbst als wenig aktiv im Umgang mit ihrem Problem erleben, kann es wichtig sein, im Rahmen des Nachgesprächs den Aspekt der Selbstwirksamkeit und des aktiven Einsatzes der Techniken (auch im Rahmen von Hausaufgaben) zu verstärken.

> „... und vielleicht wundern Sie sich jetzt ein wenig, wie leicht Ihnen das gefallen ist, in Trance zu gehen? Und dass auch Sie diese Fähigkeit haben, die Aufmerksamkeit zu fokussieren ...?"

Bei Klienten hingegen, die eher die Tendenz haben, das Tranceerleben „kognitiv zu zerreden", ist es sinnvoll, die Sitzung ohne ein explizites Nachgespräch zu beenden:

> „Wenn Sie etwas sagen möchten, dann können Sie das natürlich gerne tun, ansonsten würde ich vorschlagen, dass Sie sich jetzt mit dem bewussten Verstand möglichst wenig einmischen, sondern es einfach wirken lassen, und wir schauen beim nächsten Mal, wie es sich entwickelt hat, denn wirken wird es auf jeden Fall."

Bei Bedarf kann dieser Abschluss noch ergänzt werden um ein metaphorisches Beispiel:

> „Wissen Sie, das ist mit der Trancearbeit so ein bisschen wie bei einem Gärtner, der einen Samen in die Erde bringt, damit dieser aufgeht und zu einer Pflanze heranwächst.
>
> Er wird den Boden gut bereiten und zum richtigen Zeitpunkt und am richtigen Ort die Saat in der optimalen Tiefe ausbringen. Und was wird er dann tun? Er wird, soweit es ihm möglich ist, für gute Wasser- und gute Wärme- und Lichtverhältnisse sorgen. Er wird den Samen vor Frost schützen und die Umgebungsbedingungen optimal gestalten, damit der Samen aufgehen kann. Es wird immer einige Samen geben, die trotz der besten Pflege nicht aufgehen, auch das weiß ein Gärtner. Deshalb sät er mehrere Samen aus, und dann wartet er, denn einige werden aufgehen, und irgendwann sieht man das erste zarte Grün durch die Erde kommen. All das tut ein Gärtner, wenn er sät – aber was er nicht tun wird, das ist, jeden Tag die Erde vom Samen zu kratzen und nachzuschauen, ob er schon aufgegangen ist ... Oder mit einem afrikanischen Sprichwort ausgedrückt: ‚Das Gras wächst nicht schneller, wenn man dran zieht.‘“

Anstelle eines Schlussworts: ein Trancetext für den Leser

Selbstwirksamkeit als Hypnotherapeut

In diesem Moment, wo viel Spannendes in Ihrem Leben hinter Ihnen liegt, ist ein Teil des Bewusstseins vielleicht noch mit den Dingen im außen beschäftigt, während Sie zugleich einen anderen Teil in sich tragen, dem Sie erlauben können, einfach wahrzunehmen, was gerade um Sie herum ist, ohne es zu bewerten. All das, was Sie sehen, hören, fühlen, riechen und schmecken. Und dabei dem Atemfluss zu folgen, diesem ureigensten Rhythmus, den wir alle in uns tragen von Geburt an. Der Atemfluss, hinspüren, den ganzen Raum wahrnehmen beim Atmen ... auf die ganz eigene Art und Weise ... auf die ganz eigene Art und Weise für sich zu sorgen.

Wie Wellen im Fluss des Lebens, von Geburt an im eigenen Rhythmus ... einatmen... ausatmen ... Atempause ... zur rechten Zeit aufnehmen, was guttut, frische angereicherte Luft, Nährstoffe ...

... und dabei darauf vertrauen zu können, auf dieses Wissen, der Körper nimmt sich ganz von selbst, was er braucht, um es zu transformieren und abzugeben, was überflüssig ist beim Ausatmen. Beim Ausatmen ... loslassen ... und sich dem Atemfluss überlassen. Einfach nur Aufnehmen, was Anklang findet.

Eins werden. Gedankenfetzen, die ihren festen Platz im Gesamtbild des Lebens haben, früher oder später finden sie/Sie sich. Eins werden. Verbindungen entstehen ganz von alleine zu ihrer/Ihrer Zeit.

Im eigenen Rhythmus, im Kontakt sein mit sich selbst. Dem Takt des Herzens folgen.

Und ich möchte Sie einladen, sich vorzustellen, wie Sie Ihren nächsten Klientenkontakt haben. Und Sie wissen, wo das stattfindet. Genauso, wie Sie um die äußeren Bedingungen dort wissen ... und vielleicht jetzt einerseits noch ein bisschen diese Aufregung ... all das Neue und andererseits schon jetzt die Vorfreude zu spüren, all das viele Wissen, das in Ihnen steckt, anzuwenden und ebenso das Vertrauen in sich selbst und in Ihre Fähigkeiten ... und zugleich die vielfältigen Erfahrungen um die Entwicklungsprozesse Ihres Lebens immer in sich zu tragen ... während Sie die Begrüßung und den Kontakt zu sich und zum anderen so gestalten, dass Sie sich dabei wirklich wohlfühlen, und was Sie dabei alles wahrnehmen ...

Die eigenen Bewegungen äußerlich wie innerlich in der Haltung der Zuversicht auf eine Lösung ... und wie fühlt es sich für Sie an, im Flow zu sein? Wo im Körper merken Sie, dass es leicht ist? Und gibt es eine bestimmte Körperhaltung von Selbstsicherheit, die ganz von selbst entsteht? Vielleicht auch Bilder, eine Melodie, einen Satz? Und erlauben Sie Ihrem Körper, sich selbst zu organisieren, und währenddessen die

Sicherheit, dass sich alles Neu(e) vernetzen kann auf die ganz eigene Art … Und wenn manchmal vielleicht noch die leise Stimme „Das lernst du nie" und gleichzeitig zu wissen, schon so vieles gelernt zu haben im Leben und am Anfang diese Sorge gehabt zu haben und dann doch, ganz selbstverständlich, sich auch mal erlauben zu können, nicht zu wissen und doch zu erfahren, was mit Selbstwirksamkeit alles verbunden ist … zugleich sich zu vergegenwärtigen: Diese Verbundenheit im Kontakt mit sich selbst und die Zuversicht, was Sie schon alles geschafft haben, um dabei zu erfahren, wie alles ganz von selbst mehr werden kann … um es zur rechten Zeit wieder zu erinnern.

Und nun beim Rückblick in die Vergangenheit all das zu erinnern, was Sie bereits geschafft haben … damals beim Spielen oder beim Schaukeln – anfangs noch durch die Unterstützung anderer, um ins Schwingen zu kommen, und dann allmählich wie von selbst das Körperwissen um den eigenen Schwung in sich weiterentwickeln – und sich zurücklehnen – und in den Himmel schauen beim Einatmen und Loslassen beim Ausatmen und dieses wunderbare Kribbeln im Bauch und der Herzschlag vor lauter Freude ganz leicht … und dann der Schulbeginn, und ich weiß nicht, wie und wo Sie die ersten Buchstaben gelernt haben, und diese neuen Erfahrungen und all die offenen Fragen, ob das kleine p vielleicht ein umgefallenes kleines d oder andersherum und ob das kleine n zwei Buckel und das kleine m einen Buckel hat und noch viel mehr … Um mit der Zeit wie von selbst schreiben lernen, lesen können und die eigenen Worte finden ganz selbstverständlich, selbst in fremden Sprachen. Und dass nun vieles, vieles mehr, was Sie gelernt haben, heute ganz selbstverständlich ist … und vielleicht jetzt schon eine Idee für einen kleinen (Körper-)Anker für Ihre wachsende Kompetenz als Hypnotherapeut? Und neugierig sein zu können, was jetzt oder später wie von selbst sich anbietet … und immer dann, wenn Sie damit im Kontakt sind und diesen Anker nutzen, der Zugang zu Ihren Kompetenzen ganz leicht und das zufriedene Gefühl sich mehr und mehr ausbreiten kann …

Und dann, wenn Sie möchten, Sie ganz langsam, auf Ihre Art und in Ihrem Tempo, Sie sich zurückorientierten und alles mitnehmen, was hilfreich ist, und den Rest – einfach loslassen, vergessen … und alles andere wie von selbst mitnehmen zu können und neugierig zu sein, wie es sich in der nächsten Zeit weiter entfalten wird, während Sie langsam die letzten Seiten dieses Buchs zuschlagen …

Literatur

ALMAN, B. & LAMBROU, B. T. (1996). *Selbsthypnose. Das Handbuch zur Selbstbehandlung.* Heidelberg: Carl Auer.

ALMAN, B. (2009). „Selbsthypnose“. In: Revenstorf, D. & Peter, B. (Hrsg.). *Hypnose in Psychotherapie, Psychosomatik und Medizin.* Heidelberg: Springer, S. 319.

BANDLER, R. & GRINDER, J. (2011). *Metasprache und Psychotherapie. Die Struktur der Magie I.* 11. Auflage. Paderborn: Junfermann.

BANDLER, R. & GRINDER, J. (2015). *Patterns. Muster der hypnotischen Techniken Milton H. Ericksons.* 5. Auflage. Paderborn: Junfermann.

BAEHRS, J. O. (1971): „The Hypnosis Psychotherapy of Milton H. Erickson“. *American Journal of Clinical Hypnosis* 14: 73–90, zitiert nach Zeig, J. K. (2005). *Einzelunterricht bei Erickson.* 2. Auflage. Heidelberg: Carl-Auer.

BANYAI, E. & HILGARD, E. R. (1976). „A comparison of active-alert hypnotic induction with traditional relaxation induction“. *Journal of Abnormal Psychology* 85: 218–224.

BANYAI, E. I., ZSENI, A. & FERENCE, T. (1993). „Active alert hypnosis in psychotherapy“. In: Rhue, J. W., Lynn, S. J. & Kirsch, I. (Hrsg.). *Handbook of Clinical Hypnosis.* Washington, DC: American Psychological Association.

BARABASZ, A. F., BARABASZ, M., JENSEN, S., CALVIN, S., TREVISAN, M. & WARNER, D. (1999). „Cortical event-related potentials show the structure of hypnotic suggestions is crucial“. *International Journal of Clinical and Experimental Hypnosis* 47 (1): 5–22.

BECK, A. T. (1976). *Cognitive therapy and emotional disorders.* Harmondsworth, UK: Penguin.

BENAGUID, G. (2015): „Die Bedeutung nonverbaler Aspekte der Kontaktgestaltung“. In: Muffler, E. (Hrsg.) (2015). *Kommunikation in der Psychoonkologie. Der Hypnosystemische Ansatz.* Heidelberg: Carl-Auer, S. 62.

BÖKMAN, M. (2013). *Mit den Augen eines Tigers.* 5. Auflage. Heidelberg: Carl-Auer.

BONGARTZ, W. & BONGARTZ, B. (2000). *Hypnosetherapie.* 2. Auflage. Göttingen: Hogrefe.

CAMERON-BANDLER, L. (2002). *Wieder zusammenfinden. NLP – Neue Wege der Paartherapie.* Paderborn: Junfermann (Titel ist vergriffen).

CHRISTENSEN, C. C. (2005): „Preferences for Descriptors of Hypnosis: A Brief Communication“. *International Journal of Clinical and Experimental Hypnosis,* Volume 53, Issue 3: 281–289.

DESHAZER, S. (1988). *Clues: Investigating Solutions in Brief Therapy.* New York: W. W. Norton & Co Inc.

DREVER, J. & FRÖHLICH, W. D. (1972). *Wörterbuch zur Psychologie.* 5. Auflage. München: dtv.

ELKINS, G. R. (2013). *Hypnotic Relaxation Therapy: Principles and applications.* New York: Springer.

ERICKSON, M. H. & ROSSI, E. (2004). *Hypnose erleben. Veränderte Bewusstseinszustände therapeutisch nutzen.* Stuttgart: Klett-Cotta.

ERICKSON, M. H. & ROSSI, E. (2006). *Hypnotherapie. Aufbau – Beispiele – Forschung.* 6. Auflage. Stuttgart: Klett-Cotta.

ERICKSON, M. H., ROSSI, E. L & ROSSI, S. L. (2009). *Hypnose. Induktion – therapeutische Anwendung –Beispiele.* 7. Auflage. Stuttgart: Klett-Cotta.

ERICKSON, M. H. & ZEIG, J. K. (1996). *Induction of Hypnosis.* DVD. Dortmund: Video-Cooperative-Ruhr, Demo 1, Sequenz 1, Min. 0:00–0:30.

ERNSTING, R. (o. D.). *Die Physiologie der Stimme.* Unveröffentlichtes Manuskript.

GERL, W. (2009). „Ressourcen- und Zielorientierung". In: Revenstorf, D. & Peter, B. (Hrsg.). *Hypnose in Psychotherapie, Psychosomatik und Medizin.* 2. Auflage. Heidelberg: Springer, S. 78–85.

GILLIGAN, S. (2001). „Getting to the core: Mastering the Art of Therapeutic Connection". *Familiy Therapy Networker.* January/February, Vol. 25, Nr. 1: 54–55.

GRAWE, K. (1995): „Grundriß einer Allgemeinen Psychotherapie". *Psychotherapeut* 40 (3), 130–145.

GRINDER, J. & BANDLER, R. (2006). *Therapie in Trance. Neurolinguistisches Programmieren und die Struktur hypnotischer Kommunikation.* 12. Auflage. Stuttgart: Klett-Cotta.

HALEY, J. (1988). „Milton H. Ericksons Beitrag zur Psychotherapie". *Hypnose und Kognition,* Band 5, Heft 2: 19–33.

HÜLLEMANN, K.-D. (2013). *Patientengespräche besser gestalten.* Heidelberg: Carl-Auer.

HÜTHER, G. (2005). *Biologie der Angst.* Göttingen:Vandenhoeck.

JANOUCH, P. (2009). „Angststörungen". In: Revenstorf, D. & Peter, B. (Hrsg.). *Hypnose in Psychotherapie, Psychosomatik und Medizin.* Heidelberg: Springer, S. 443.

KIRSCH, I. (1996). „Hypnosis in Psychotherapy: Efficacy and Mechanisms". *Contemporary Hypnosis* 13 (2): 109–114.

KOSSLYN, S. M., THOMPSON, W. L., CONSTANTINI-FERRANDO, M. F. & ALPERT, N. M. & SPIEGEL, D. (2000). „Hypnotic visual illusion alters color processing in the brain". *American Journal of Psychiatry* 157: 1270–1284.

KRAUSE, C. (2009). „Hypnotisierbarkeit, Suggestibilität und Trancetiefe". In: Revenstorf, D. & Peter, B. (Hrsg.). *Hypnose in Psychotherapie, Psychosomatik und Medizin.* Heidelberg: Springer, S. 109.

LANKTON, S. & LANKTON, C. (1983). *The Answer Within. A Clinical Framework of Ericksonian Hypnotherapy.* New York: Brunner and Mazel.

LIGGETT, D. R. (2010). *Sporthypnose: Eine neue Stufe des mentalen Trainings.* Heidelberg: Carl-Auer.

NEMETSCHEK, P. (2011). *Milton Erickson lebt! Eine persönliche Begegnung.* Stuttgart: Klett-Cotta.

O'HANLON, W. H. & HEXUM, A. (1994). *Milton H. Ericksons gesammelte Fälle.* Stuttgart: Klett-Cotta.

ORNE, M. T. (1977): „The construct of hypnosis: Implications of the definition for research and practice". *Annals of the New York Academy of Sciences,* 296, 14–33.

PETER, B. (1987). „Milton H. Ericksons Weg der Hypnose". *Experimentelle und klinische Hypnose,* Heft 2: 129–142.

PETER, B. (2006). *Einführung in die Hypnotherapie.* Heidelberg: Carl-Auer.

Peter, B. (2015). „Therapeutisches Tertium und hypnotische Rituale". In: Revenstorf, D. & Peter, B. (Hrsg.). *Hypnose in Psychotherapie, Psychosomatik und Medizin*. Heidelberg: Springer.

Peter, B., Piesbergen, C., Lucic, K., Staudacher, M. & Hagl, M. (2014). „Zur Rolle der taktilen Unterstützung bei der Armlevitation". *Hypnose. Zeitschrift für Hypnose und Hypnotherapie* 2014, Band 9 (1+2).

Peters, U. H. (1997). *Wörterbuch der Psychiatrie und medizinischen Psychologie*. Augsburg: Bechtermünz.

Polyani, M. (1985). *Implizites Wissen*. Frankfurt: Suhrkamp.

Prior, M. (2006). *Therapie optimal vorbereiten*. Heidelberg: Carl-Auer.

Prior, M. (2009a). *MiniMax-Interventionen*. 8. Auflage. Heidelberg: Carl-Auer.

Prior, M. (2009b). *MiniMax für Lehrer*. Weinheim: Beltz.

Reddemann, L. (2011). *Imagination als heilsame Kraft*. Stuttgart: Klett.

Revenstorf, D. (2006). „Expertise zur Beurteilung der wissenschaftlichen Evidenz des Psychotherapieverfahrens Hypnotherapie". *Hypnose. Zeitschrift für Hypnose und Hypnotherapie*, Band (1+2): 4–162.

Revenstorf, D. (2011). „Schaden durch Hypnose?". *Hypnose. Zeitschrift für Hypnose und Hypnotherapie*, Band 6: 141–160.

Revenstorf, D. (2014). „Wie heilt Hypnose?" *Suggestionen. Zeitschrift der DGH*, 2014: 34–39.

Revenstorf, D. & Peter, B. (Hrsg.) (2009). *Hypnose in Psychotherapie, Psychosomatik und Medizin*. 2. Auflage. Heidelberg: Springer.

Revenstorf, D. & Peter, B. (Hrsg.) (2015). *Hypnose in Psychotherapie, Psychosomatik und Medizin*. 3. Auflage. Heidelberg: Springer.

Revenstorf, D. & Zeyer, R. (2014). *Hypnose lernen*. Heidelberg: Carl-Auer.

Rosen, S. (2009). *Die Lehrgeschichten von Milton H. Erickson*. 8. Auflage. Salzhausen: iskopress.

Rossi, E. (Hrsg.) (1998). *Gesammelte Schriften von Milton H. Erickson*. Band 5. Innovative Hypnotherapie. Heidelberg: Carl-Auer.

Schiepek, G. & Matschi, M. (2013). „Ressourcenerfassung im therapeutischen Prozess". *Psychotherapie im Dialog*, 1/2013: 56–61.

Schmierer, A. & Schütz, G. (2008). *Entspannt zum Zahnarzt. So überwinden Sie Ihre Angst*. Heidelberg: Carl-Auer.

Schmidt, G. (2004). *Liebesaffären zwischen Problem und Lösung. Hypnosystemisches Arbeiten in schwierigen Kontexten*. Heidelberg: Carl-Auer.

Shor, R. E. & Orne, M. T. (1962). *Harvard Group Scale of Hypnotic Susceptability, Form A*. Palo Alto: Consulting Psychologists Press.

Trenkle, B. (2012). *Dazu fällt mir eine Geschichte ein. Direkt-indirekte Botschaften für Therapie, Beratung und über den Gartenzaun*. Heidelberg: Carl-Auer.

Trenkle, B. (2013). *Die Löwengeschichte. Hypnotisch-metaphorische Kommunikation und Selbsthypnosetraining*. 6. Auflage. Heidelberg: Carl-Auer.

Vesely, A. (2013). *Wizard of the Desert*. DVD. Beverly Hills: Noetic Films, Min. 17:58–18:40.

Walker, W. (2004). *Abenteuer Kommunikation*. 4. Auflage. Stuttgart: Klett-Cotta.

Watkins, J. (1971). „The affect bridge: A hypnoanalytic technique". *International Journal of Clinical and Experimental Hypnosis* 20: 95–100.

Weitzenhoffer, A. M. & Hilgard, E. R. (1962). *Stanford Hypnotic Susceptibility Scale, Form C.* Palo Alto: Consulting Psychologists Press.

Wilk, D. (2014). *Auf den Schultern des Windes schaukeln.* 6. Auflage. Heidelberg: Carl-Auer.

Woitowitz, K., Peter, B. & Revenstorf, D. (1999). „Zur Praxis der Hypnotherapie. Eine Befragung von Hypnotherapeutinnen und Hypnotherapeuten der M.E.G.". *Psychotherapeuten Forum. Wissenschaft und Praxis* 6(6): 9–13.

Zeig, J. K. (2005). *Einzelunterricht bei Erickson.* 2. Auflage. Heidelberg: Carl-Auer.

Zeig, J. K. (2014). *The Induction of Hypnosis. An Ericksonian Elicitation Approach.* Phoenix: Milton H. Erickson Foundation Press.

Online-Ressourcen

Webseite des Klingenberger Instituts für Klinische Hypnose
(Verantwortlicher: Prof. Dr. Walter Bongartz) unter
↗ http://www.hypnose-kikh.de/content.php?m=5&e=1&id=57
(zuletzt aufgerufen am 9.3.2016).

Webseite von Jane Parsons-Fein unter
↗ http://pfti.org/great-teachers/milton-erickson-2/milton-erickson-quotes/
(zuletzt eingesehen am 7.3.2016).

Index

Über die Autorin

Über die Autorin

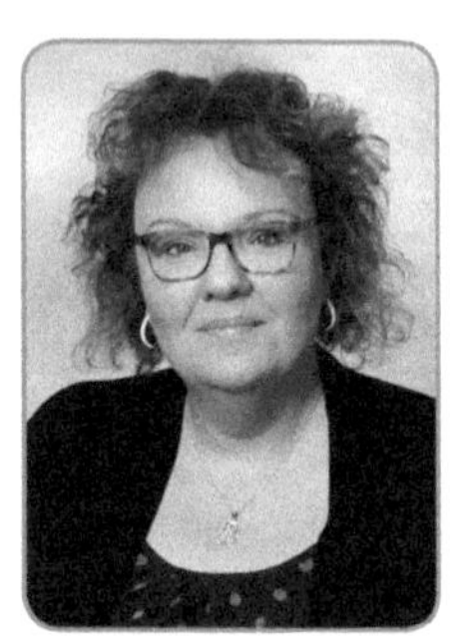

Ghita Benaguid, Diplom-Psychologin, ist nach mehrjähriger Tätigkeit in Rehakliniken seit 2000 in eigener Praxis für Verhaltenstherapie in Bielefeld tätig. Sie ist Ausbilderin und Supervisorin der Milton Erickson Gesellschaft für Klinische Hypnose (MEG) und leitet seit 2010 die MEG Regionalstelle Bielefeld. Ghita Benaguid begeistert sich schon seit ihrem Psychologiestudium in den 90er-Jahren für die Hypnotherapie. Sie integriert sie seitdem in andere Verfahren wie die Psychodynamisch Imaginative Traumatherapie (PITT) nach Reddemann, Ego-State-Therapie (EST-DE), Prozessorientierte Embodiment Psychologie (PEP) nach Bohne, Auftrittscoaching und funktionale Stimmarbeit nach Heptner.

In ihrer Arbeit als Psychologische Psychotherapeutin beschäftigt sie sich vor allem mit der Therapie von Ängsten und Traumatisierungen sowie von psychogenen Stimmstörungen. Seit einigen Jahren hat sie einen weiteren beruflichen Schwerpunkt im Auftrittscoaching und in der interdisziplinären Arbeit mit Stimmtherapeuten, Gesangspädagogen, Musikern und Schauspielern.

Weitere Informationen zu Person, Therapie und Seminaren finden Sie unter ↗ http://www.meg-bielefeld.de.

Über die Autorin

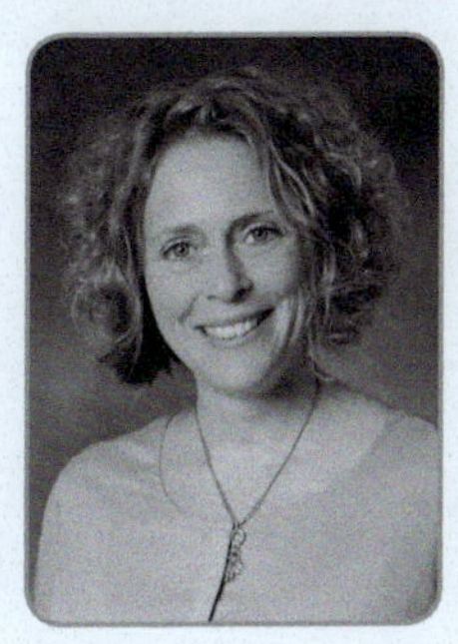

Stefanie Schramm, Diplom-Psychologin, ist seit 2004 Inhaberin und Leiterin des Instituts *intakkt* in Krefeld – einem Institut für individuelle psychologische Lösungen mit den Schwerpunkten Consulting, Fortbildung und Therapie. Schon im Rahmen ihres Studiums war sie fasziniert von Hypnose und ihrer Wirkung, den Anwendungsmöglichkeiten und der mit der Hypnotherapie verbundenen Haltung zum Klienten. So wurde sie 2004 Leiterin der Regionalstelle Krefeld der Milton Erickson Gesellschaft für Klinische Hypnose (M.E.G.) und ist seitdem auch Ausbilderin und Supervisorin der M.E.G.

Ihre Begeisterung für die Hypnotherapie und hypnosystemische Konzepte überträgt Stefanie Schramm sowohl in ihre therapeutische als auch in ihre beraterische, supervisorische und lehrende Tätigkeit sowie ins Coaching und in die Notfallpsychologie / Krisenintervention.

Als Psychologische Psychotherapeutin (Verhaltenstherapie) ist sie außerdem systemische Beraterin und Paar- & Familientherapeutin (SG, DGSF), zertifizierte Ausbilderin für Critical Incident Stress Management (CISM) der Critical Incident Stress Foundation (ICISF), fortgebildet in hypnosystemischen Konzepten für Coaching, TE und OE / Change Management nach Dr. Gunther Schmidt und Coach (DBVC; BDP) sowie Psychodynamisch Imaginativer Traumatherapie (PITT) nach Reddemann.

Weitere Informationen zu Person, Therapie und Seminaren mit Dipl.-Psych. Stefanie Schramm finden Sie unter ↗ http://www.intakkt.de.

Praxis der Gestalttherapie

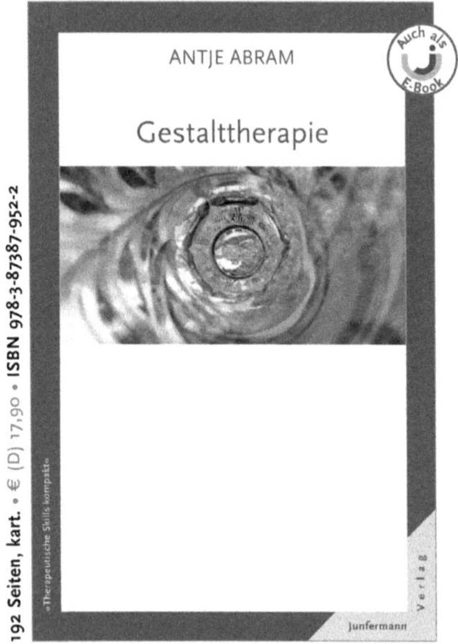

192 Seiten, kart. • € (D) 17,90 • ISBN 978-3-87387-952-2

ANTJE ABRAM

»Gestalttherapie«

Die Gestalttherapie ist ein psychologisches Verfahren, das sowohl gesprächsorientiert, als auch darstellend-kreativ und körperorientiert arbeitet. Ausgehend von der Psychoanalyse schufen Fritz und Laura Perls die Basis der heutigen Gestalttherapie, wobei sie wesentlich beeinflusst wurden vom Existentialismus und dem Gedankengut Martin Bubers. Als flexibel einsetzbare Behandlungsmethode können Klienten in unterschiedlichen Settings von ihr profitieren.

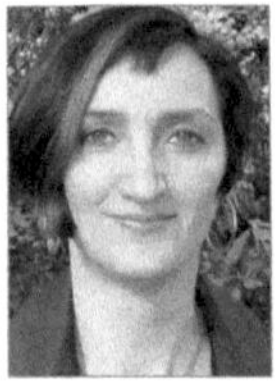

Antje Abram, Jahrgang 1968, Dipl. Sportlehrerin für Behindertensport und Rehabilitation, Gestalttherapeutin und Systemische Familientherapeutin. Selbstständige therapeutische Arbeit seit 1998.

Antje Abram – seit 15 Jahren selbstständige Gestalttherapeutin – schildert anhand vieler Praxisbeispiele prägnant und übersichtlich die theoretischen Grundlagen, Techniken und Einsatzfelder der Gestalttherapie. Auch die Verbindungen zu und die Integration in andere psychotherapeutische Verfahren werden anwenderfreundlich beschrieben.

Weitere Titel dieser Reihe:
»Compassion Focused Therapy«
ISBN 978-3-87387-835-8
»Konstruktivistische Psychotherapie«
ISBN 978-3-87387-837-2
»Dialektische Verhaltenstherapie«
ISBN 978-3-95571-001-9

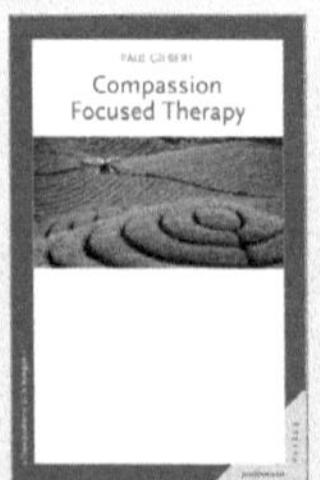

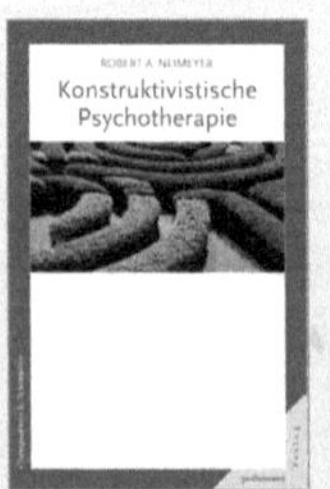

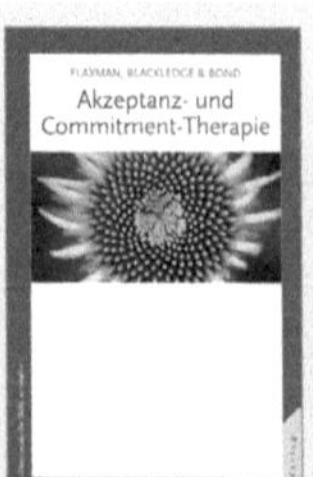

www.junfermann.de

Jetzt packe ich es an!

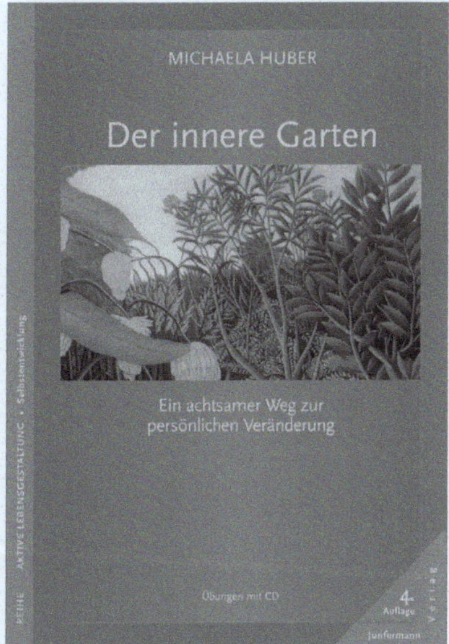

112 Seiten, kart. • € (D) 19,90 • ISBN 978-3-87387-582-1

MICHAELA HUBER

»Der innere Garten«

Ein achtsamer Weg zur
persönlichen Veränderung

Das richtige Buch für alle, die sich verändern möchten, aber noch einen Anstoß suchen. In 14 Übungen – von denen sich sechs auf einer beiliegenden CD befinden – leitet Michaela Huber ihre LeserInnen durch einen Prozess der persönlichen Veränderung. Wesentlich dabei ist, erlernte Hilflosigkeit zu überwinden und eigene Fähigkeiten und Ressourcen wieder zu entdecken oder weiter zu entwickeln.

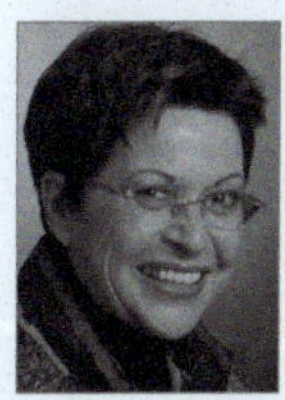

Michaela Huber,
Jahrgang 1952, ist psychologische Psychotherapeutin, Supervisorin und Ausbilderin in Traumabehandlung.

»Michaela Huber hat die Fähigkeit, in lebendiger und verständlicher Sprache das Verhalten und Erleben von Menschen zu erklären, umsetzbare Tipps zu geben, wirklich tröstende Worte zu finden – und das ganze Durcheinander in einem selbst vom Kopf wieder auf die Füße zu stellen ...« – Monika Gerstendörfer, Lobby für Menschenrechte

Ausführliche Informationen sowie weitere erfolgreiche Titel zum Thema finden Sie auf unserer Website.

www.junfermann.de

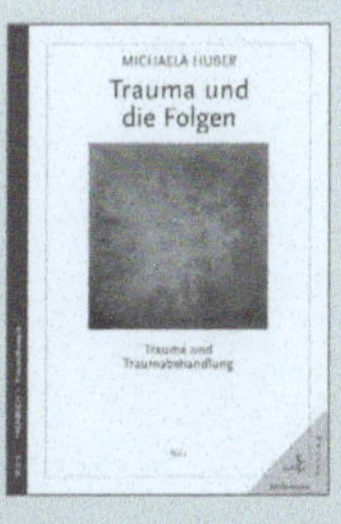

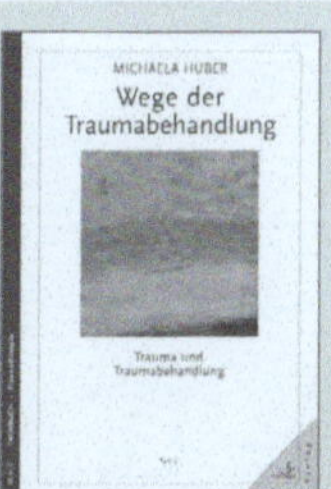

www.junfermann.de

Notizen

Notizen

Notizen

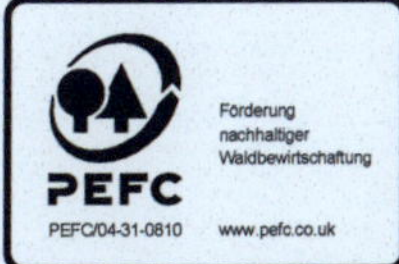

Junfermann Verlag GmbH,
Driburger Straße 24d, D-33100 Paderborn,
Tel.: +49 5251 1344-0,
E-Mail: infoteam@junfermann.de